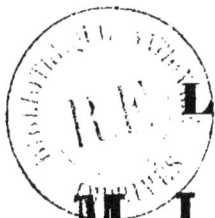

LA BROCHURE

DE

M. LE Dr MONOT

DE MONTSAUCHE,

(DE L'INDUSTRIE DES NOURRICES ET DE LA
MORTALITÉ DES ENFANTS),

Jugée

Sur la Raison , la Morale et l'Histoire ,

PAR LE Dr DESPIOTTE,

De Moux (Nièvre).

PRIX : 1 F. — PAR LA POSTE, 1 F. 20.

Se vend au profit des victimes d'Aubin, dans les bureaux
de l'*Impartial du Centre.*

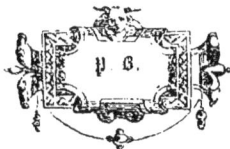

NEVERS,
TYPOGRAPHIE DE P. BÉGAT,
Place de la Mairie.

1870.

A MONSIEUR LE DOCTEUR MONOT.

Votre brochure devant le Conseil général de la Nièvre, devant l'Académie de médecine. — Dédicace aux mères de famille. — Préface. — Exorde. — Premier coup d'encensoir.

MONSIEUR,

En 1866, vous avez soumis très-modestement, à la haute appréciation de l'Académie impériale de médecine, un grand ouvrage en brochure de 140 pages, ayant pour titre : « *De l'Industrie des Nourrices et de la Mortalité des Petits Enfants.* » Vous pensiez que cette œuvre consciencieuse, résultat de dix années d'observation, ne franchirait pas l'enceinte du savant édifice ; mais la docte assemblée, accueillant de loin, très à la légère, vos peintures hardies, décida, sans égards pour votre rare modestie, l'impression de votre rapport.

Meurtri de cette audacieuse mais souveraine proposition ; confus de ce triomphe inattendu, inespéré, étourdissant, vous vous inclinez devant le verdict de l'autorité scientifique, et vous confiez à un imprimeur la mission d'inonder le monde savant et philanthropique d'un grand nombre d'exemplaires, à trois francs la pièce, de l'admirable brochure dont vous êtes l'auteur principal.

L'accueil bienveillant, presque enthousiaste de M. Blot, membre de l'Académie ; l'adhésion facile de l'assemblée, en dépit des hésitations réfléchies, de la satisfaction médiocre du judicieux et vaillant académicien, M. Depaul, vengeaient noblement votre ouvrage de la froideur et de l'incrédulité du conseil général de la Nièvre, au jugement duquel vous offriez, dès l'année 1865, les prémices de votre premier chef-d'œuvre. Mais les juges départementaux réunis à Nevers avaient manqué de prévoyance et d'intelligence. En appelant de leur jugement devant l'Académie de médecine, vous avez pensé qu'un corps savant serait plus compétent pour apprécier une œuvre que votre humilité n'avait pas le droit de vous empêcher de trouver savante. Vous avez pensé juste, et par exception,

Tel brille au premier rang qui s'éclipse au deuxième.

Donc, vous voilà auteur, à la confusion du conseil général, malgré votre amour pour l'obscurité, presque par ordre de l'Académie impériale.

> Arrière, Rimailleurs à la verve inféconde,
> Et faites large place à ce barde du monde.

Dans toute carrière, les premiers pas sont mal assurés. Tout début rend timide. Vous le sentez et vous réclamez l'indulgence du lecteur pour la forme de l'ouvrage seulement, comme un acteur enrhumé fait appel, par la voix du régisseur, à la bienveillance de la salle. Vous semblez soupçonner que votre style blesse trop souvent le génie de la langue française. Et pourtant je vous ai, un jour, entendu dire à vos amis que, tous les ans, au collége de Nevers, vous remportiez le premier prix de gymnase. Cette familière et amicale révélation que j'ai surprise au vol, bien innocemment, n'était pour moi qu'une confirmation, car je vous avais toujours cru très-fort sur les exercices d'équilibre.

Bref, vous reconnaissez que la forme est défectueuse, mais vous semblez dire au lecteur, pour relever le plateau : A la surface, cela ne paraît rien; mais si vous êtes bon nageur et si vous avez la respiration longue, plongez et vous verrez que c'est profond.

Votre brochure a une dédicace : Aux mères de famille! C'est votre *Musa, mihi causas.....*

Les poètes épiques ont, dans tous les âges, invoqué une muse. C'est elle qui inspirait Homère, Virgile, Dante, Le Camoëns, Milton, Voltaire, Racine et le grand Corneille. C'est elle qui ouvrait à ses illustres favoris les portes de l'immortalité. J'ignore si vos muses, vos fées tutélaires vous conduiront au Temple de mémoire. Il est vrai qu'une œuvre dédiée aux mères de famille, inspirée par elles, doit être éloquente, *pectus est quod facit disertos.* En tous cas, vous paraissez espérer que les nobles femmes qui accueilleront votre dédicace, pourront bien ne pas vous être nuisibles, ici-bas d'abord, en attendant peut-être que votre nom trouve une place pour cinq lettres sur ce frontispice : Aux grands hommes la patrie reconnaissante.

Peuvent-elles, en effet, ne pas bénir le médecin dont l'âme est navrée à chaque page de son livre, dont le cœur saigne à l'éternelle constatation *d'un mal* qu'il appelle *terrible*, et contre lequel il veut, à tout prix, les prémunir, même au prix d'une bienveillance qu'il réclame?

Vous apparaissez, pendant la durée de 140 pages, tenant d'une main crispée le fouet de l'indignation, flagellant de prétendus coupables, écrasant d'un pied lourd et nerveux les abus et les monstruosités que vous croyez découvrir, comme autrefois le

Christ fustigeait les vendeurs qui profanaient le temple, ou comme, de nos jours, l'imagerie d'Epinal ou d'ailleurs représente Louis-Bonaparte écrasant l'hydre de l'anarchie : rapprochement qui ne saurait effaroucher une âme à la fois cléricale et dynastique, par conversion.

Et d'abord, vous prévenez le lecteur qu'il y a dans le Morvand (votre pays) un *mal profond* que vous étudiez, depuis dix années, en qualité de « maire, médecin de l'assistance publique, médecin cantonal, » et que vous avez signalé, dès le 13 mai 1861, à M. de Magnitot, préfet de la Nièvre. A ce sujet, vous citez une lettre que vous écriviez à cet *honorable magistrat, auteur du remarquable ouvrage* « de l'Assistance en province. » Cette lettre est un coup d'encensoir savamment donné. Vous êtes convaincu qu'un maire doit toujours être bien avec son préfet.

Après cet exorde, vous arrivez à la première partie de votre ouvrage, avec ce sommaire possible :

PREMIÈRE PARTIE.

I.

Industrie des nourrices sur lieu. — Son ancienneté. — Son extension. — Sa généralisation. — Ses motifs hideux. — Ses abus. — Ses effets directs et de contre-coup.

L'industrie de nourrice sur lieu, dites-vous, à peu près inconnue il y a quarante ans, a pris, depuis quelques années, une extension incroyable. Autrefois, les nourrices se recrutaient dans les familles les plus nécessiteuses. Aujourd'hui, toutes les femmes, même les plus aisées de ce pays, spéculent sur leur lait qu'elles vont vendre à Paris, après avoir quitté leur mari, leurs enfants, leur famille.

Pour prouver que toutes les femmes émigrent, vous dites : *Pendant une période de sept ans, 2,884 femmes ont accouché dans le canton de Montsauche ; sur ce nombre, 1897, c'est-à-dire les deux tiers, sont allées nourrir sur lieu.* C'est avouer que 987, un tiers, sont restées au pays. Donc, et d'après vos chiffres, vous avez trop généralisé en disant : *toutes les femmes.* Mais comme ce chiffre 987 vous semble trop grossir votre erreur, vous vous hâtez prudemment de retrancher de cette somme le nombre de toutes les femmes qui, pour une cause majeure, *n'ont pu*, suivant vous, *grossir le chiffre des émigrantes*, et vous croyez pouvoir porter très-approximativement le total des empêchées à 500. Alors, et pour dernière expression de vos appréciations et de vos calculs , vous ne vous tromperiez, en généralisant , que de 489 sur 2,884.

Pour démontrer jusqu'à l'évidence que les femmes *les plus aisées vont vendre leur lait* , vous nous racontez une piquante histoire , l'histoire de la *femme d'un des principaux commerçants de la localité, qui , ordinairement , avait une mise élégante et même recherchée, et qui s'était travestie en paysanne afin de pouvoir se placer comme nourrice.*

Cette grande coquette, qui a la prétention de jouer les *travesties*, dans l'espoir d'obtenir un engagement comme nourrice , va vous trouver et vous prie de lui donner une lettre de haute recommandation. Vous l'examinez , vous ne la connaissez pas et vous lui refusez votre protection. Cette femme-dame , surprise de ce refus , s'écrie : « Mais je suis madame R..., votre voisine. » Le déguisé est si complet , si réussi , que vous ne pouvez la reconnaître , malgré cet aveu. Il vous faut un examen plus attentif. — L'histoire ressemble singulièrement à une fable. Une dame riche et indépendante qui ambitionne l'état domestique , au lieu de veiller avec son mari aux immenses intérêts de la communauté, — qui n'a que les vêtements traîtres d'un luxe incommode,— qui ne peut trouver dans toute sa garde-robe l'habillement convenable d'une honnête paysanne, propre et décente, — qui a dû se commander secrètement la livrée de la condition qu'elle convoite , — qui s'en affuble pour la première fois à la dernière minute, — qui vous demande , au moment de monter en voiture , l'honneur et la faveur de votre appui , — toutes ces circonstances extrêmement bizarres ont besoin, pour passer, de toute l'autorité de La Fontaine :

Le vrai peut quelquefois n'être pas vraisemblable !

Mais enfin , voilà un fait , et tout capable qu'il soit de tenir en échec la foi du saint Thomas le moins tenace, il vous suffit pour nous dire avec assurance : *Toutes les femmes , même les plus aisées*, etc. Au reste, je ne vous fais pas davantage procès pour ces erreurs inoffensives.

Arrivons aux causes de l'émigration. Autrefois, monsieur, on se bornait à dire : « Du Morvand il ne vient ni bons vents ni bonnes gens. » Et encore ce proverbe trivial , rimé rustiquement par un troubadour d'almanach ou par un barde des veillées au village, narrateur convaincu des histoires véridiques de sorciers ou de revenants, s'il a eu une raison d'être jadis, aux temps de l'époque sauvage, constitue depuis longtemps déjà une injure au climat et à la population. Eh bien ! au lieu de combattre ce qui reste de ce préjugé, aveugle comme tous les préjugés, au lieu de venger votre pays au nom de la justice, vous outragez la presque totalité des familles morvandelles. En effet, grâce à vos affirmations, si elles n'étaient gratuites; grâce à vos tableaux, s'ils n'étaient fantastiques, on pourrait dire trop souvent : Epouses sans pudeur, mères sans entrailles, maris trompés et quelquefois satisfaits et parfois complices, enfants bâtards. Démontrons, votre livre à la main.

L'appât du gain, l'amour de l'oisiveté, du luxe, font émigrer toutes les femmes qui sont susceptibles de nourrir. — Cette fois, restriction.

Ces causes que vous attribuez à l'émigration sont tout simplement une injure à l'adresse des pauvres émigrantes. Vous deviez dire : le Besoin, et vous seriez généralement dans le vrai honnête. Sans cette industrie que vous appelez, en rougissant, *le commerce le plus important du Morvand*, et que vous flétrissez sans pitié comme sans justice, la misère serait grande dans cette contrée montagneuse, à terre aride et ingrate. Que de ménages ne pourraient vivre sans les bénéfices honnêtes, entendez-vous, que la femme-nourrice envoie ou apporte à la communauté misérable, au prix de douloureux sacrifices : l'abandon de son enfant, de son mari, de ses parents, de son clocher ! Nous verrons plus loin de quels noms vous appelez ces sacrifices.

La mère de Savoie, vieille ou infirme, appuyée sur son bâton, accompagne péniblement, jusqu'à la croix prochaine, son enfant qu'elle ne peut plus nourrir et lui dit, dans sa douleur tempérée par sa foi : Va, mon enfant, sous l'œil et la garde de Dieu. A Paris, tu trouveras du pain. Et partout, on dit d'elle : Pauvre mère !

La jeune mère morvandelle va elle-même à la grande ville gagner pour son jeune enfant le pain qui manque dans ses montagnes. Et vous dites : Mère sans entrailles ! Assez, monsieur. Cessez de déchirer le cœur de cette mère qui s'éloigne par dévouement, qui s'exile sur l'ordre de la misère et qui souffre de la séparation. Cessez aussi de suspecter sa moralité et de mettre en doute celle de ses maîtres, si elle revient un jour *avec le sac*. Vous vous exposez, malheureux, à blasphémer d'un triple blasphème la tendresse de la mère, la pudeur de l'épouse et l'honneur du foyer qui reconnaît et récompense ses services fidèles, dévoués et laborieux.

Vous êtes un étrange moraliste, et les chiffres ont pour vous de bien lugubres révélations. Sur 2,884 accouchées, 1,887 vont à Paris ; 987 restent au foyer. Sur 987, 500 *très-approximativement* sont incapables d'émigrer, *pour cause majeure*. Sans cela elles partiraient, sans aucun doute. De sorte que, d'après vos appréciations, sur 2,884 femmes (je reviens avec vous sur ces chiffres auxquels vous faites rendre plusieurs oracles), il ne s'en trouve que 487 que la vue *de leur enfant leur souriant et leur tendant leurs*

petits bras a pu attendrir, *qui ont conservé des entrailles de mère.*
En résumé, sur 2884 femmes, 2397 marâtres! donc, 2,397 maris
trompés et une légion de pauvres enfants abandonnés! — Ah!
monsieur, une pareille statistique, une telle interprétation auraient
dû vous arrêter dans le champ de l'hypothèse, et vous faire trem-
bler à l'idée d'un blasphème effroyable.

Mais non, vous marchez hardiment sans paraître soupçonner
l'enlizement possible. Vous redoublez vos coups avec assurance,
au nom de vos éternelles causes : *appât du gain, amour du luxe,
de l'oisiveté, brillantes métamorphoses, récits merveilleux.* —
Vous aimez à redire les bonnes choses.

Vous avez des lanières pour le mari comme pour la femme, et un
épisode pour vos affirmations.

*Une cause inconnue avait fait perdre son lait à une jeune femme.
Le chagrin qu'elle ressentit de ne pouvoir aller à Paris fut assez
puissant pour la déterminer à se suicider.* — Et la preuve, que la
perte de son lait fut la cause de cette mort volontaire, consiste dans
votre affirmation.

Le mari de la femme qui, plus heureuse, ne perd pas son lait et
va à Paris, *n'aura plus qu'à se croiser les bras, à vivre des rentes
que lui gagnera sa femme. Son sommeil ne sera plus troublé par les
cris importuns de ses enfants. Il ne travaillera plus, sa femme lui
gagnera assez d'écus pour lui permettre de passer son temps au ca-
baret; pourquoi donc se priverait-il, pendant que son épouse est
gorgée de bon pain, des viandes les plus succulentes, pendant
qu'elle repose dans un lit bien moëlleux!*

Où donc avez-vous rencontré ce tableau aussi complet, aussi
indécent, aussi immoral? Ce type-là peut exister. Toutefois, depuis trois années, je le cherche en vain, et le fais inutilement
rechercher. Je vous l'accorde cependant, tout monstrueux qu'il
soit, mais à l'état isolé. La nature, à ses minutes d'erreur, dépose
et féconde un mauvais germe dont, plus tard, le démon du mal
fera éclore les instincts pervers et les dirigera. Mais la nature n'a
pas la fantaisie de ces multiplications malsaines.

Plus loin, c'est un mari qui laisse partir sa femme, uniquement
pour faire comme tout le monde. Sans doute pour ne pas causer
un scandale.

Plus loin encore, c'est une femme qui part malgré son mari. Le
mari prend le train après sa femme et va à Paris, emmène sa femme
de vive force ou ne consent à la laisser, qu'après avoir frappé de
fortes contributions la famille parisienne dont sa femme nourrit
l'enfant. Vous ajoutez que cette scène du mari n'est souvent qu'une
ruse imaginée de complicité avec sa femme.

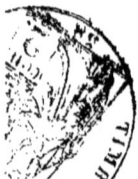

Ce genre d'exploitation a pu être essayé et réussir. Mais je doute qu'il parvienne à s'ériger en système. Il n'y a donc pas lieu de s'arrêter longtemps sur ces choses petites.

Vous nous racontez en détail *une scène navrante* dont vous avez été témoin. *Un mari, après avoir épuisé, auprès de sa femme qui ne voulait point se séparer de son enfant, tous les arguments possibles pour la déterminer à nourrir à Paris, eut l'outrageante audace de lui rappeler qu'il avait apporté cinq bons mille francs en mariage, quand elle-même n'avait pour toute fortune que sa jeunesse et ses beaux yeux, et qu'il comptait bien sur ces avantages pour lui faire gagner sa dot, ainsi que leurs parents en avaient fait l'observation en réglant les conditions du mariage.*

Et cette scène navrante vous a eu pour témoin? Et il s'est trouvé un notaire pour rédiger de semblables conditions? Vous oubliez de nous dire si vous avez signé à un pareil contrat. Mais, en revanche, vous faites, sans le moindre effort, cette affligeante réflexion : *Les scènes de ce genre sont fréquentes dans le Morvand.*

Il vous est impossible de ne pas forcer la mesure. Lorsque, par un funeste privilége, vous surprenez de ces actes hideux que personne ne rencontre, vous les racontez avec une assurance qui déconcerte. Vous avez une telle confiance en vous-même, vous croyez être une si grande autorité, que les faits les plus révoltants, les plus inouïs, du moment qu'ils vous ont pour historien, vous paraissent devoir passer, sans soulever le moindre doute, dans l'esprit du lecteur. C'est un premier pas qui ne semble pas vous coûter. Puis, après avoir entassé, à chaque page, l'atroce sur l'infâme, vous glissez dans l'inconnu monstrueux, en affirmant au public que ces horreurs de toute nuance et de toute dimension sont de simples échantillons. Si, par malheur, Troppmann était du Morvand, si Aubervillers était une commune du Morvand, et si vous aviez été le narrateur des forfaits de ce scélérat, votre récit eût fini certainement par cette phrase dont vous abusez : Ces monstres-là se rencontrent fréquemment dans le Morvand. Vous tenez absolument à la corruption endémique. Et vous ne chantez pas :

C'est le pays qui m'a donné le jour.

ou comme Lusignan dans la *Reine de Chypre :*

Beau pays ! beau pays et de gloire et d'amour !
Salut, terre chérie....

Pour traiter ainsi votre pays natal, vous avez assurément, pour excuse, un grand but que nous montrera la suite de l'exposition : les moyens amnistiés par la fin. Ce ne sera pas nouveau.

En attendant, continuons à examiner les tableaux que vous voyez.

A peine une femme est-elle rétablie de ses couches, qu'elle se dispose à partir. Convaincue que plus son lait sera jeune, plus son placement sera avantageux, ne considérant son enfant que comme un instrument de travail (partout ailleurs vous dites : oisiveté), *que comme un objet d'industrie, elle hâte ses préparatifs de départ, et si une cause quelconque la force de retarder son voyage, elle trouvera, le plus souvent, un maire complaisant qui rajeunira son lait.*

Il vous est arrivé, monsieur, de rajeunir, dans un certificat, le lait d'une nourrice. Une plainte a été adressée à l'administration de l'assistance publique, qui ne put voir dans ce fait que le résultat d'une erreur. Mais, puisque vous n'êtes pas tout à fait infaillible, monsieur le maire, pourquoi penser que, le plus souvent, vos confrères en écharpe sont complaisants? Sur les questions de devoir, la complaisance est toujours coupable, tandis que l'erreur, toujours regrettable sans doute, est, du moins, toujours honnête.

Vous ne vous bornez pas à cet accroc à vos trop indulgents voisins. Vite, une histoire, plus ou moins authentique, qui fasse antithèse et vous pose devant le public sur un marbre immaculé avec cet exergue : *Sum pius Eneas*... :

Un jour, une femme vint me trouver en ma qualité de maire pour me faire remplir le certificat exigé par la préfecture de police pour se placer comme nourrice... Elle me prévint que l'enfant avait sept mois accomplis. « Mais il vous est facile, si vous voulez, » dit-elle, de ne porter que deux mois, je vous récompenserai. »

Je rejetai avec mépris une pareille proposition. (Je me serais borné à en rire. Pas d'injure calculée, simple naïveté de l'ignorance et du défaut d'éducation). « Vous êtes plus sévère que la plupart de vos collègues, dit-elle, on fait avec eux comme on veut, en leur faisant une petite honnêteté. » *Lisez cadeau.*

La parenthèse est superflue. Nous avions compris. Il est triste, Monsieur, de constater le ton plaisant avec lequel vous rappelez ce dialogue qui, sous les dehors de la satisfaction, outrage vos collègues, et sous les apparences du reproche et du blâme, affirme votre exceptionnelle moralité. La complaisance et la fantaisie ne mettraient pas dans la bouche de cette tentatrice un langage mieux réussi. Vous êtes, à n'en pas douter, un Moïse sauvé des eaux, et dire que les pauvres maires submergés vous ont fourni *des statistiques qu'ils ont dressées chaque année sur vos observations, depuis* 1858. (Si elles étaient falsifiées, comme les certificats ?) Au nom

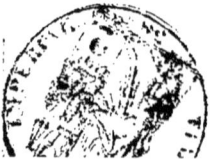

de la reconnaissance et de l'esprit de corps , et surtout , j'aime à le croire, au nom de leur honorabilité , vous deviez ne pas imprimer si complaisamment cette conversation désobligeante et injurieuse.

Je reprends le fil qui me dirige dans votre labyrinthe.

Pour la plupart de ces mères , l'enfant n'est plus cet être sacré qui ne vit que du regard de celle qui lui a donné le jour. (Quel âge a donc cet enfant, pour avoir des facultés affectives si développées ?) *Leur cœur s'endurcit et se met en harmonie avec leur vie privée.* Une preuve : *Je rencontrai un jour une femme partant pour Paris ; son enfant avait cinq semaines , il faisait froid , la neige couvrait la terre.* « Vous allez nourrir à Paris , lui dis-je ; la rigueur de la saison , le sevrage prématuré vont tuer votre enfant , soyez-en convaincue. Je ne dis pas non , me répondit-elle , mais j'enverrai un ange au ciel. » *Je m'éloignai l'âme navrée (comme toujours). Mes prévisions étaient fondées ; quelques jours après , le petit enfant succombait.* Victime sans doute de la sûreté de votre pronostic.

Vraiment le hasard est pour vous sans pitié. Il vous met partout et toujours en mauvaise compagnie. *Je m'éloignai l'âme navrée ,* dites-vous..., et moi, monsieur, je m'arrête, l'âme navrée, en lisant ces trop nombreux et affligeants épisodes auxquels le cœur humain refuse toute créance, et à l'authenticité desquels vous rencontrerez peu de souscripteurs. C'est une révoltante négation de ce dévouement sublime, de cette tendresse ineffable, on peut dire, qui, chez toutes les mères, s'alimentent de l'abnégation et du sacrifice. Vraiment , à vous lire , on vous croirait moins le fils d'une mère que le produit d'une génération spontanée. Vous affirmez, dites-vous toujours. Eh ! monsieur, cela ne saurait suffire. Pour espérer crédit à de pareils tableaux , ce ne serait pas trop d'être un vétéran de la plume, un apôtre reconnu de la vérité. Et encore devrait-on se demander avec inquiétude et épouvante , si le scrupuleux narrateur n'a pas eu un moment d'absence , s'il n'a pas été victime d'une horrible hallucination. Vous affirmez ! vous êtes , en effet , très-fort sur l'affirmation ; mais je cherche vainement vos démonstrations rigoureuses. Combien de fois , grands dieux ! n'ai-je pas surpris votre mémoire en défaut, vos perceptions en erreur, votre jugement en absence ? Un seul exemple , pour ne pas répéter tous les incidents auxquels ont donné lieu , dans les colonnes de l'*Impartial* , de nombreux faits affirmés ou niés par vous , avec une étonnante légèreté :

En 1865, avant les élections municipales qui semblaient vous menacer de la perte de votre écharpe, vous remuez et faites remuer tous les hameaux, tous les villages, les maisons isolées, les champs où se trouvent les travailleurs ; enfin vous remuez la foule en plusieurs réunions sur la place publique. Partout vous proclamez et faites proclamer que, d'avance, et quel que soit le résultat des élections, vous êtes renommé maire, et que vous le serez, de par la promesse du préfet, 10, 15, 20....., 50 ans, si cela vous convient. Vous rêviez. Heureux rêve qui, soutenu par la menace de *votre main de fer*, sauvait votre candidature et votre écharpe.

Dans la même circonstance, prenant à partie les hommes de 48 que vous saviez avoir tous disparu de la commune, puisque votre famille avait fait, à votre suite, son *meâ culpâ* politique, vous les traitiez de perturbateurs, de révolutionnaires, qualification incendiaire dans votre esprit réconcilié. Vous apostrophiez des absents, moins que des ombres, héroïque magistrat. Du moins, le « *célèbre chevalier, dont Michel de Cervantes a écrit la vie et raconté les exploits*, provoquait en combat singulier des moulins à vent réels, et ferraillait avec un adversaire dont il pouvait recevoir des coups d'ailes. Je reconnais cependant que votre provocation bouffonne ne manquait pas d'une certaine hardiesse, et que votre victoire grotesque sur des ennemis invisibles avait bien son côté périlleux. Cette foule, cette place publique avaient conservé et pouvaient vous redire les échos de votre profession de foi d'autrefois : « Nous autres, étudiants, nous nous agenouillons devant la statue de Marat. » Autres temps, autres mœurs, autres hommes. Tout change et tout s'oublie. Votre présent a effacé toutes les empreintes de votre passé. Imperfection de votre substance cérébrale. Un disciple de Gall trouverait qu'il vous manque des bosses.

Vous le voyez, monsieur, la mémoire vous fait bien souvent défaut. Bien souvent vous vous trompez, fatalement, mais de bonne foi, je suppose. Mais enfin, vous vous trompez. Dès-lors, inutile de multiplier indéfiniment les exemples, et je les ai à ma disposition. Ceux-ci suffisent.

Poursuivons, si vous le voulez bien.

Enfin, *les femmes qui veulent vendre leur lait* partent pour la ville et se présentent dans un bureau, *vrai marché où la mère et l'enfant sont soumis à un examen que je ne puis mieux comparer qu'à celui qui se fait pour la vente des esclaves.*

Vous ne soupçonniez donc pas alors qu'un des vôtres dût un jour se trouver à la tête d'un de ces marchés d'eslaves ? Plus tard nous verrons que ces visites, qui tant vous écœurent, vous paraissent insuffisantes.

Abordant ensuite la statistique des enfants morts de 1858 à 1864, par suite de *voyages aller et retour, par toute saison, par alimentation grossière, par administration de laudanum, de pavots, vous concluez tout naturellement : 449 victimes de l'industrie de nourrices sur lieu ; 449 infanticides par préméditation ; 449 meurtres sur lesquels on ferme les yeux et contre lesquels l'autorité locale reste désarmée.*

Si la justice ferme quelquefois les yeux, vous, Monsieur, vous les ouvrez toujours démesurément pour voir à l'aide de verres à facettes. Le rôle de la justice saisie d'une affaire criminelle est de procéder avec lenteur, patience, circonspection, recherches minutieuses. Elle a devant elle un prévenu ; par l'information le prévenu devient accusé, et l'accusé enfin ne devient coupable que le jour grave et solennel où la société, éclairée et convaincue par des débats publics, prononce un redoutable verdict de culpabilité. Et plus d'une fois, malgrés ses précautions minutieuses, ses terreurs salutaires, la justice, trompée par de formidables apparences, a commis des erreurs irréparables. Mais vous, monsieur, à vous seul, vous y mettez moins de réserve. Mort veut dire mort violente, assassinat, mieux que cela, infanticide, avec cette aggravation : préméditation. Pour une erreur on devrait vous maudire ; pour 449, que faire ? Vous plaindre. Si vous étiez juré, malheur à l'accusé. Si vous étiez juge d'instruction, vous réclameriez, sans plus de retard, le fonctionnement expéditif des cours prévôtales contre les nourrices.

II.

Les nourrices ont terminé leur nourriture. Les unes restent à Paris comme bonnes et font venir leurs maris. Cause de dépopulation. Les autres rentrent au village.. Jolis ménages.. inconduite des maris.. des femmes.. La phthisie.. la syphilis.. épisodes.. dépravation des mœurs.. nouveaux coups d'encensoir.

La nourrice ne nourrit plus ; l'enfant est sevré... Mais la pensée de rentrer au foyer, de revoir son mari, ses enfants ses parents, ses amis, son village, la glace d'épouvante. Comment pourrait-elle ne pas être remplie de dégoût, à l'idée de revoir dans son mari, *cet être grossier, malpropre, mal vêtu ; de quitter une vie oisive, un régime alimentaire délicat, un luxe qu'elle ignorait jusque-là ? La femme revient au foyer, mais la haine au cœur ; elle n'a plus pour son époux cette douce amitié, etc.; ses enfants, elle les repousse ; elle ne les a point élevés ; elle ne les connaît point ; à l'amour maternel succèdent le dégoût, le mépris.*

Ah ! les femmes qui ont été séparées de leur mari sont remplies de dégoût à l'idée de les revoir ! Elles les trouvent grossiers, malpropres et mal vêtus, sous leurs honnêtes habits de travail, avec leurs loyales mains dures et calleuses ! Ah ! les mères qui n'ont pas élevé leurs enfants, les repoussent, ne peuvent plus les revoir, ne les connaissent plus, n'ont plus pour eux que du mépris et du dégoût ! Ah ! l'exil a de ces coups-là ! L'absence produit de pareils ravages !

Demandez à nos grands proscrits vers quel point de l'horizon se tournent depuis 18 ans leurs fronts pensifs ; à quel nom battent leurs cœurs généreux. Demandez quel nom a bégayé l'agonie de ceux qui se sont endormis sur le sol étranger.

Demandez au plus grand poète de la France, du monde contemporain, à Hugo, demandez à Michelet, à Quinet et à tant d'autres, s'ils sont glacés d'épouvante à l'idée de revoir la France. Lisez le *Proscrit* et la *France*, de Félix Pyat. Non, non ; ne lisez pas ; ayez de la pudeur. Laissez en paix ces grandes âmes. L'exil entretient et réchauffe le culte de la patrie. Paris ne saurait glacer le culte de la famille. Famille et Patrie, feux sacrés dont l'âme humaine est la chaste vestale.

Mais vous, monsieur, qui ne voyez pas, qui ne sentez pas avec votre âme, vous êtes bien à plaindre, car vous n'êtes pas responsable. Une nuit, votre imagination malheureuse s'envole vers le pays des Cannibales ; dans un affreux cauchemar, vous entrevoyez de hideuses fictions, d'horribles silhouettes. Vous les consignez au réveil comme d'infâmes réalités, avec la marque de fabrique du Morvand. Les Delpech et les Dumolard peuplent vos rêves. C'est l'horreur du songe d'Athalie à répétitions.

La marâtre, rentrée au foyer, ne trouvant plus dans sa chétive chaumière ce confortable auquel elle est habituée, préoccupée seulement de ses idées de luxe et d'oisiveté, néglige les soins du ménage, les travaux des champs, pour soigner sa toilette.

C'est peut-être votre voisine, madame R..., qui vient de déposer son déguisement de paysanne et de nourrice pour reprendre sa *toilette ordinairement élégante et même recherchée*. Laissons-la dans son exception, dont vous faites la règle. Nous verrons plus tard ce qu'est la nourrice, en général, quand elle est rentrée au foyer.

Il est un point sur lequel je suis heureux d'être de votre avis, c'est celui qui touche à la trop grande fréquence des accouchements, aux fatigues des grossesses répétées et de l'allaitement qui en est la conséquence, causes de phthisie (sans y) pulmonaire. Ici, vous êtes en tangeante avec le vrai, mais bien vite vous abandonnez le point de contact et vous tombez dans l'erreur et l'exagération.

Mon aïeul, le docteur Rasse, qui a exercé la médecine dans ce canton pendant 45 ans, m'a répété souvent que, pendant le cours de sa longue pratique, il n'avait pas observé plus de dix cas de

*phthisie pulmonaire. A l'époque actuelle, je suis appelé à en traiter
quinze à vingt cas chaque année.*

Mon esprit est confondu. Quinze à vingt cas de phthisie chaque
année ! Mais alors vous déclarez phthisiques toutes les femmes qui
toussent. J'exerce la médecine dans le Morvand depuis 41 mois ;
j'ai inscrit sur mes livres 728 familles, et je ne compte que deux
femmes tuberculeuses. Si votre diagnostic est rigoureux, il faut
croire que les Anglaises vont se faire soigner à Montsauche au lieu
de se fier au climat et aux médecins de Nice ou de Madère. Peut-
être, spécialiste universel, l'êtes-vous tout particulièrement en face
de la phthisie. Si, en effet, vos phthisiques appartenaient tous au
canton, celui-ci serait bientôt dépeuplé. Après tout, elles guéris-
sent peut-être, ou probablement. Un médecin de campagne avait
la conviction d'extraire chaque année 500 dents, en moyenne. Il
ne prévoyait pas le cas où, dans un avenir prochain, s'il disait
vrai, les mammifères ne seraient plus que des édentés. Il mentait,
le malheureux, comme un arracheur de dents.

Quoi qu'il en soit, cette comparaison d'une triste actualité avec
un passé moins sombre, vous fournit l'occasion de rappeler le
pieux souvenir de M. le docteur Rasse, votre aïeul. — Mon Dieu,
monsieur le petit-fils, la mémoire universellement vénérée de
l'officier de santé Rasse n'a que faire de ce diplôme de docteur par
lequel vous espérez l'illustrer. A quoi bon ? *Transiit benefaciendo.*
Joli lot que je vous conseille d'ambitionner, monsieur le docteur
gros comme le bras. Il est vrai que vous n'êtes pas son héritier
direct, car il a laissé un fils, votre oncle, mon honorable et bien
honoré confrère de Saint-Honoré. Vous semblez croire que le titre
d'officier de santé est un certificat de médiocrité. Vous n'en
voulez pas pour l'honneur de votre maison. Vous en dites, sans
doute, ce que le renard disait des raisins. Petites gens, petits
esprits, petit brevet.

J'arrive à Moux en juin 1866. J'acceptais l'invitation de ces
habitants intelligents qui, fatigués d'aller chercher des secours
éloignés, coûteux et quelquefois tardifs, osaient croire qu'un
médecin sur place pouvait être utile. Au premier jour, vous me
considérez comme une espèce de bohême empirique, comme un
herboriste ambulant et rôdeur, comme un droguiste sans patente,
ayant la prétention, à l'aide de simples, de massage et d'un assai-
sonnement de sorcellerie, de faire écrouler votre rêve de monopole
magistrato-médical : fusion en une seule des deux clientèles de
l'écharpe et de la résidence. Vous semblez dire à vos satellites :
Nous allons rire, et vous leur fixez le jour où vous m'ordonnerez
de remmener ma Green-Box roulante. En attendant, vous vous

proposez de me faire *piétiner* à Montsauche pour vous exhiber mon prétendu diplôme.

Vous n'avez pas eu, ò maire trop humain, la cruauté de me condamner à ce pénible piétinement. Vous vous êtes borné à m'inviter insolemment à me présenter à la mairie de Moux, à neuf heures et demie de tel mardi de juillet, à l'effet de vous fournir, au nom de certaines lois de ventôse et de vendémiaire, je crois, des renseignements sur l'exercice de ma profession. Votre sommation était, au fond, un étrange abus d'autorité, et dans la forme, une atteinte indécente aux règles de la politesse et des convenances les plus élémentaires. J'ai adressé ce curieux original à la sous-préfecture, à l'appui d'une plainte contre vos abusives prétentions ou contre vos tracasseries mesquines. Le sous-préfet m'a fait savoir que, le jour même, il vous informait que mon diplôme avait été enregistré le 2 juillet. Comme Brutus, dans Lucrèce, vous laissez sommeiller un moment vos foudres sur votre enclume.

Elles se sont réveillées. En janvier 1867, je recevais mes bordereaux de contributions avec cette qualification : Officier de santé à Moux. C'est-à-dire : Pauvre concurrent pour un docteur tel que moi. Prenez-y garde. Ne vous gonflez pas démesurément; ne vous allongez pas trop en Goliath doctoral et ne dédaignez pas superbement les David du grade subalterne. Tout le médecin n'est pas dans le grade. Plus d'une fois un savoir modeste a pris en flagrant délit une doctorale ignorance. Je sais des officiers de santé qui seraient mes maîtres, et même, ò phénomène incroyable! les vôtres.

Méditez cette courte anecdote :

Deux docteurs en médecine, deux illustrations d'une ville de province, sont priés de se rendre, en 1840, dans un petit village de la Haute-Marne, envahi par une épidémie de fièvre dite typhoïde à forme grave. Ces deux médecins des épidémies avisent, du jour de leur arrivée, le médecin traitant. Celui-ci conduit ses savants confrères à toutes les portes, leur montre tous ses malades, leur expose toutes les phases de l'épidémie et le traitement qu'il a appliqué à chaque cas particulier. Avant de se retirer, les deux docteurs font ainsi leurs adieux à leur confrère : Nous étions envoyés pour vous donner des conseils. Et c'est vous qui nous avez donné une leçon de clinique dont nous profiterons. Ce praticien de campagne était un officier de santé, médaille d'or pour les épidémies de la Côte-d'Or en 1858. Chapeau bas! monsieur le docteur, devant ce vieil officier de santé qui, à 14 ans, était sous-aide aux ambulances de Lutzen et de Bautzen, et qui porte noblement 57 années d'exercice. Officier de santé, au mètre; docteur, sur une balance.

Laissons cette digression que me pardonnera la bienveillance du lecteur, parce qu'elle est un hommage au vieux praticien qui, le premier, m'a appris à lire au lit du malade, et revenons aux autres conséquences de l'industrie des nourrices : la dépopulation, le rachitisme, l'immoralité.

J'extrais : Les femmes qui s'obstinent à ne pas quitter la grande ville, engagent leurs maris à venir les rejoindre. Ceux qui sont assez complaisants pour se rendre à cette invitation, vendent à *vil prix leur propriété ou la laissent inculte et casent leurs enfants comme ils peuvent.*

A vil prix est joli. Depuis dix années, la propriété, à Moux, a gagné plus d'un tiers. Le fait est incontestable, bien qu'il soit contesté par vous. Il est de notoriété publique que pas une propriété ne change de maître, sans bénéfice. Si vous voulez vous en rendre compte, essayez de donner votre démission. L'étude du notaire et le bureau de l'enregistrement sont là, qui peuvent attester mon affirmation. Au surplus, quand le mari et la femme s'éloignent ensemble, ils ne vendent pas pour partir, mais ils partent pour arrondir ce qu'ils possèdent. Ce n'est pas la pierre, c'est la boule de neige qui roule. Nous le verrons plus loin. Vous ajoutez :

L'émigration des nourrices, qui entraîne après elle celle des maris, est une des causes les plus actives de la dépopulation du Morvand.

Et pour preuve, vous donnez les chiffres de la population du canton en 1851, 1856, 1861, et vous trouvez les nombres respectifs décroissants : 14,666 ; 14,510 ; 14,133. Ce tableau vous suffit pour attribuer la cause de cette diminution à l'industrie nourricière. Vous êtes sûr d'être rigoureux, vous n'êtes qu'imprévoyant.

Et d'abord, les ménages dont vous parlez ne s'expatrient pas. Ce ne sont que des émigrants temporaires qui partent pauvres et qui reviendront au pays après un an, dix-huit mois, deux ans, avec d'assez jolis bénéfices réalisés à force de travail et d'économie ingénieuse. Les vides qu'ils ont faits, ils viennent les combler. Ce retour, dès-lors, infirme vos raisons. Oui, sans doute, le chiffre de la population décroît; oui, sans doute, les rangs s'éclaircissent dans le Morvand et dans toutes les campagnes, mais vous ne pouvez pas, maire de l'Empire, soupçonner les causes réelles de ces brèches irréparables.

Laissez-moi vous citer un exemple. Ma commune, Grancey-le-Château, petit chef-lieu de canton dans la Côte-d'Or, comptait, il y a dix ans, 721 habitants. En 1866, elle en avait à peine 675.

Décroissement important. Or, l'industrie des nourrices y est complètement inconnue. Pas une femme ne va nourrir à Paris ou ailleurs. Quelles causes alors? Nous dirons simplement, tristement et vraiment : Les appels annuels de 100,000 hommes ; les contingents accidentels de 140,000 conscrits ; les expéditions lointaines ; les guerres périodiques et désastreuses, *bella matribus detestata* ; les travaux immodérés des grandes villes dépeuplent nos campagnes. Mais vous, depuis dix ans, vous ne distinguez plus ces points noirs. Il est vrai que l'horizon est si uniformément noir, que ces points-là ne font plus nuance.

Ces mères dénaturées qui ont, grâce aux fatigues de leur détestable commerce, ouvert les portes de l'économie à la diathèse tuberculeuse, ont aussi, comme conséquence à peu près fatale, prononcé un arrêt de mort contre les enfants qui sont nés ou naîtront d'elles. Ces produits condamnés, s'ils arrivent à la conscription, seront *exempts pour faiblesse générale, pour infirmités contractées, pour défaut de taille*, etc., etc., etc.

Ces exemptions se rencontrent partout. Mais au Morvand, elles seraient d'une fréquence exeptionnelle. Cela se conçoit. Vingt femmes phthisiques par année, ayant chacune, en moyenne, trois ou quatre enfants, quelle hécatombe !

Fort heureusement, vos conséquences sont comme vos prémisses, exagérées.

Quoi qu'il advienne, que la nourrice rentre au pays, mauvaise femme, mauvaise mère ; qu'elle reste à Paris et y appelle son mari, ou qu'elle soit impuissante à l'arracher au Morvand, l'industrie est à vos yeux, dans toutes ces éventualités, toujours féconde en désordres, en désastres, en immoralités, en menaces pour la santé publique. Si le mari s'éloigne, dépopulation. J'ai la conviction d'avoir répondu. S'il reste au Morvand, il s'adonne à *l'oisiveté, à l'ivrognerie, à la débauche, au concubinage.*

Si la femme continue à séjourner à Paris, vous nous la représentez tiraillée, sollicitée par les domestiques, cocher ou autre, oubliant ses devoirs d'épouse et de mère, dans ces grandes maisons bourgeoises impudiques, fécondée par des don Juan de cuisine ou d'écurie ; assez rusée alors pour attirer momentanément son mari, juste assez pour lui faire croire qu'il est le père de ce petit citoyen parisien, de ce petit Gavroche qui naîtra à son terme. Mais le crédule mari croira à une naissance prématurée. S'il doute, s'il soupçonne, s'il accuse, une *belle bourse pleine de brillants louis d'or* lui imposera silence, et sa complaisance aura toutes les proportions du cynisme. Voilà le fond réel de votre pensée. *Si je pouvais faire des personnalités*, dites-vous; *je citerais des exemples. Pourquoi suis-je obligé de mè taire?* Trois lignes plus loin vous ajoutez :

*Il y a des moments dans la vie où l'on se trouve dans la triste né-
cessité de se faire dénonciateur*, etc. Vous vous contredites sans
vous en apercevoir. Ne pas être dénonciateur vous arrache des
larmes, être obligé d'être dénonciateur vous afflige.

Depuis plus de 5 années, je cherche à découvrir, pour le plaindre
d'abord (pourquoi ensuite ? que sais-je ?) un de ces malheureux,
un de ces misérables. J'ai la bonne fortune de ne pas y parvenir.
Vous, monsieur, vous prétendez avoir trouvé le type. Flétrissez-
le au nom des sentiments honnêtes, marquez-le au fer rouge, fou-
gueux moraliste, si vous croyez que ce soit le bon moyen pour le
ramener au bien ; mais ne sortez pas du cercle étroit de l'exception. N'avancez qu'avec prudence jusqu'à l'extrême frontière. Là
commence la contrebande, et un pas au-delà des limites du mal, la
justice s'appelle l'iniquité, puisqu'elle frappe le bien. Prêchez la
philosophie, la morale, la réforme, si vous croyez avoir la taille et
la vocation ; combattez le mal dans toutes ses manifestations, vices,
abus, préjugés, ignorance ; mais dans la personnification, faites
de la chirurgie conservatrice en ne touchant qu'à l'unité grangre-
née. Impitoyable pour l'exception viciée, laissez passer respec-
tueux la grande majorité saine et honnête qui a le droit de vous
prêcher à son tour. La honte d'un médecin indigne ne saurait
monter au front du corps médical ; le sauve-qui-peut du traître de
Waterloo n'exclut pas l'héroïsme de la grande armée et le sublime
défi de Cambronne, et Cambronne s'appelait la garde ; l'inconduite d'une nourrice, la dépravation d'un mari ne doivent pas
rejaillir comme un reproche, comme une accusation sur l'industrie
en général. Il y a l'agrandissement par les contrastes. Se figure-t-
on aussi des familles parisiennes où les nourrices (si généralement
surveillées) puissent avoir un sérail à la livrée, aux armes des
maîtres ? Se figure-t-on des domestiques avec des gages assez fabu-
leux pour pouvoir payer leurs complaisances au moyen *d'une belle
bourse pleine de brillants louis d'or ?*

Nous ne sommes pas au bout. Tout cela n'est encore que l'A
B C de l'immoral alphabet. Toute cette honte, bue en communauté
par ce mari lâche et complaisant et cette épouse prostituée, n'atteint
encore que les familles parisiennes par l'éclaboussure, la société
par le scandale, et les enfants légitimes par un bâtard.

> Cet enfant vous appelle sa mère,
> Et votre époux n'a pas de nom pour lui,

Dit Robin à la comtesse, dans les *Mémoires du diable*. Mais la
comtesse était jeune fille, au jour de sa faute. La nourrice est femme
et mère. Le petit bâtard est un voleur, le pauvre innocent !

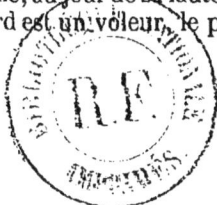

2

Hélas ! cette grossesse de maraude n'est pas le dernier mot de l'inconduite. La syphilis, cette hideuse blessure par laquelle Vénus punit le plus discret coup de canif dans un contrat, est trop souvent le châtiment du libertinage. Redoutable Protée qui a partout ses entrées de faveur et ses sorties de trahison, qui mord dans un sourire, meurtrit dans une étreinte et grise pour empoisonner.

> La garde qui veille aux barrières du Louvre,
> N'en défend pas nos rois,

Ni l'étable, le palefrenier. La nourrice est empoisonnée :

En effet, quelques-unes enfin (de ces nourrices heureusement peu nombreuses), contractent des maladies honteuses, et, après avoir infecté leur propre mari, empoisonnent toute une contrée : il y a un an, deux communes de ce canton furent littéralement infectées. On eût dit que la syphilis sévissait épidémiquement ; deux nourrices que je pourrais nommer avaient suffi pour propager le mal.

De plus fort en plus fort. Deux femmes que vous connaissez, deux nourrices, bien entendu, établissant, sans cartes de tolérance, deux immenses lupanars, important, entretenant, propageant la prostitution et la syphilis ! Sodome et Gomorrhe dans le Morvand ! A tâtons, à pêle-mêle, comme les bohémiens ! Vénus malpropre et Mercure étameur, dans deux villas, à la campagne ! Après la phthisie, la syphilis ! Vous cumulez ; vous êtes le Laënnes, le Ricord, le Parent-Duchâtelet du canton. A l'apparition de votre brochure, j'ai cru, nouveau venu, à la syphilis endémique et je me suis hâté de me munir de tous les antidotes possibles. Anti-syphilitiques, arsenal au complet ; syphilitiques, pas un et pas une.

Un vice encore, et la nourrice sera une monstruosité parfaite. — Elle est voleuse.

Parcourez, dites-vous, nos campagnes, et ce n'est pas sans étonnement que vous rencontrerez, appendu à la muraille enfumée d'une pauvre chaumière, un tableau de prix ; étalées sur un vieux buffet délabré, des porcelaines rares et des cristaux recherchés.

Cette phrase sous-entend que vous êtes connaisseur en tableaux, en cristaux, en porcelaines. Remarquez que je n'en doute pas un seul instant. Aussi, j'admire l'intelligence, la délicate attention du hasard qui vous ménage les surprises et réserve à votre appréciation savante l'exhibition des choses précieuses. Il sait que je ne me connais pas en objets d'art ; aussi, a-t-il le bon goût de ne pas profaner pour moi les écrins merveilleux, et de ne me montrer partout et toujours que de simples photographies. Qu'on dise encore que le hasard est inconscient et que M. Veuillot a tort de l'appeler Providence.

Ah ! les malheureuses qui nourrissent l'enfant du riche pour ne pas laisser mourir de faim l'enfant du pauvre, quelle lugubre odyssée! Filles ! rêveuses lubriques ; épouses ! adultères ; mères ! marâtres ; nourrices ! oisives, luxueuses, Messalines, voleuses. A Paris ! souillure ; au foyer domestique ! souillure et infection ; au village ! miasmes pour la morale, putridité dans l'air, empoisonnement de la santé publique, virus héréditaire pour la génération qui va suivre ; l'argent! salaire de la honte ; les cadeaux ! produits du vol. Et quel vol? des tableaux de prix masquant dans une cheminée enfumée le trou d'un tuyau de poêle. Une toile d'un grand peintre remplaçant la feuille de papier ou le chiffon. Raphaël, tapissier de cabane ! Rembrandt, fumiste ! Sèvres et la Chine, à Moux ! Les nourrices voleuses de porcelaines volées déjà au Palais d'Eté ! Voler pour obturer ! afficher dans une masure ouverte à tout le village des œuvres d'art et de prix, effrontément, imprudemment, sans effroi ! Passe encore pour les photographies des familles et des enfants, mais à la condition que ces portraits seront sans cadre, ou, du moins, sans cadre de valeur. Tout objet qui a un prix, vol. La moralité publique exige cette conclusion rigoureuse. Méditez cette vérité salutaire et économique, baptême du nouveau-né, première dent de l'enfant, immoral 1er janvier, fête de monsieur, patronne de madame, parrain et marraine, grands parents. Surveillez les murs de vos salons, vos cheminées, vos étagères, vos porte-monnaie. Comptez. Cette étrangère, cette paysanne, cette morvandelle qui donne le sein à cette petite fille blanche et rose ; qui envoie au village cette pensée, à son enfant ce soupir, en échange de cette grosse larme qui perle de ses yeux et que fait couler le souvenir du foyer, eh bien ! c'est une voleuse. Surveillez-la tous les jours ; et quand votre enfant sera sevrée, redevable de la vie à la tendresse de cette femme qui n'est pas sa mère, fouillez ses poches et visitez sa malle.

Un couple si bien assorti doit nécessairement avoir une intéressante progéniture. Voyons donc ce que donnent et ce que promettent les enfants qui n'ont échappé à l'*infanticide par préméditation* que pour grandir sous la malsaine influence de l'abandon, des exemples corrupteurs et de leurs mauvais instincts :

L'enfant aspire, avec impatience, au moment où il aura fait sa première communion, pour s'affranchir de tous devoirs religieux ; pour faire comme son père qui, non content de ne plus fréquenter l'église, tourne en ridicule les cérémonies du culte. Le plus grand bonheur de cet enfant est de blasphémer.

C'est de l'inquisition. Vous avez donc une police malpropre et cafarde, chargée de compter les assidus de l'église, pour avoir, par soustraction, le total des impies; des sténographes pour reproduire, aussi infidèlement que possible, un mot contre l'infaillible *Syllabus*, et des caricaturistes pour dessiner de face, ou mieux de profil, les sourires incrédules. Et puis, ô saint homme! vous faites des insinuations imprudentes et sacrilèges. Comment! le petit aspirant du libertinage, qui veut place et grade dans la société des carrières d'Amérique, demande à faire sa première communion comme s'il demandait un laissez-passer, une licence, un droit au blasphème, *son plus grand bonheur!*

Je sais bien que, si le clergé peut vous prendre au sérieux, il vous accordera ses bonnes grâces et sa protection. Diable! le clergé est puissant, l'évêque est bien en cour. Excellente poire pour une soif d'ambition. Mais vous avez la main malheureuse quand vous prenez au collet, pour les dénoncer comme impies, les montagnards du Morvan, desquels un prêtre à esprit voltairien pourrait dire :

Et leur crédulité fait toute ma science.

Vous n'y regardez pas de si près. L'infâme industrie qui corrompt, dégrade, abrutit, dévalise et empoisonne, peut bien schismatiser. Un peu de Luther dans Papavoine, c'est un complément.

Que faire contre ce débordement qui submerge tout? vous avez une digue. Vous voulez que toutes les grandes dames, à très-peu d'exceptions près, nourrissent elles-mêmes leurs enfants, *au lieu de sacrifier une des jouissances les plus douces de la maternité aux plaisirs du monde, aux soirées, aux bals, aux spectacles, où elles veulent faire parade de leurs toilettes et faire briller leur parure aux yeux de gens qu'elles ne connaissent même point. Ce point* est de l'harmonie comme le *bos* de Virgile.

Cette fois, monsieur, vous avez lu dans le grand livre de la nature. Le ciel est le livre du sorcier du Val d'Andorre. La nature doit être l'évangile du moraliste, du penseur, du médecin, ou, pour mieux dire, l'évangile universel.

Oui, assurément, et autant que possible, l'enfant doit vivre du lait de sa mère.

Le texte non écrit de cette loi naturelle, qui date du premier jour du monde, s'est conservé à peu près intact dans les campagnes; mais à Paris et dans les grandes villes, il s'est altéré devant un nombre infini d'empêchements légitimes que vous admettez en partie. L'allaitement maternel y rencontre, en outre, des obstacles d'un autre ordre, plus impérieux peut-être, quoique plus contestables : raisons de convention, de mode, de civilisation raffinée, etc. Vous ne transigez pas avec ces complaisances, avec ces écueils factices, et vous voulez que la voix du devoir soit plus forte que celle de l'accommodement. A merveille. Mais on devine aisément que vous prêchez moins une obligation sacrée qu'une croisade efficace contre l'industrie. La nourrice est au fond du tableau. Il est évident que vous remettriez dans le fourreau votre bonne lame d'Azincourt, si telle dame, comtesse ou marquise, donnait à son enfant la tette d'une chèvre, ou même d'une nourrice sauvage apprivoisée, de la famille de celle dont le lait jaillit sous les petits doigts roses (Hugo) des deux nourrissons de la légende ou de l'histoire. *Remo cum fratre Quirinus.*

Pour moi, il m'importe peu que la mère déroge à cette loi de la création, pour obéir à une autre loi aussi naturelle, à la loi de la conservation, en donnant à son nouveau-né, au futur citoyen, le lait abondant et riche d'une saine et robuste étrangère.

DEUXIÈME PARTIE.

III.

La traite des nourrices. — Meneurs. — Meneuses. — Petits-Paris ou Petits-Bourgeois. — Hideux tableaux. — Misères des enfants. — Mortalité. — Médecins indignes. — Toujours l'encensoir. — L'administration de l'assistance publique, ses médecins. — Ses soins pour les enfants trouvés. — Mortalité moindre parmi ceux-ci. — Les Petits-Paris inhumés en terre profane. — Neuf lettres indiscrètes.

La première partie de votre philanthropique ouvrage est terminée. Vous abandonnez à leurs méditations, à leurs remords ou à leur endurcissement *ces mères habituées à vivre au sein de l'opulence et de l'oisiveté, et s'affranchissant de la sujétion de l'allaitement, en prenant une nourrice dans leur maison,* et vous vous occupez, dans la deuxième partie, de ces mères qui, moins fortunées et *condamnées à travailler sans relâche pour trouver leur subsistance,* sont obligées d'envoyer leurs enfants à la campagne. C'est la *traite des nourrices.*

Les rôles sont changés, mais vous allez retrouver les mêmes tableaux hideux. L'interversion de l'ordre des facteurs ne change pas le produit.

Les enfants amenés à la campagne s'appellent *Petits-Paris* ou *Petits-Bourgeois,* ou *Enfants-Bourgeois.*

Tous sont fournis soit par les meneuses, soit par les petits bureaux, ou rapportés par les nourrices qui se décident à rentrer au pays.

Les meneurs, les meneuses ont pour métier de ramasser (quel mot !) *à Paris les nouveau-nés, et de les mener ou conduire en province.* Ce sont des industriels rusés, pleins d'astuce et de finesse.

Nous allons voir s'ils sont aussi cyniques et féroces. Votre programme l'exige.

Une meneuse à laquelle on faisait observer que le plus grand nombre des enfants qu'elle plaçait succombait rapidement, fit cette simple réponse : « Je le sais bien, puisque le cimetière de ma commune en renferme plus de 150 de ceux que j'ai apportés. » Les meneuses importent tous les fléaux. *Il y a deux mois, le choléra fut importé à Ouroux par une meneuse.*

Il y a eu, en effet, m'a-t-on dit, trois cas de choléra. N'avez-vous pas adressé à l'Académie de médecine un long mémoire sur cette épidémie meurtrière ?

Les nourrices à la campagne n'ont pas plus d'entrailles que les mauvaises mères qui abandonnent leur mari, leurs enfants, pour aller nourrir à Paris.

Une de ces femmes venait de perdre son nourrisson ; *la nourrice se rend au presbytère à l'effet de faire dresser l'acte de décès. Les sanglots et les gémissements l'empêchent de prononcer une parole ; le digne prêtre lui prodigue toutes les consolations possibles, lui rappelle qu'elle a une nombreuse famille, et que, puisque le bon Dieu a cru devoir rappeler à lui un de ses enfants, elle déversera sur les autres l'amour qu'elle avait pour celui-ci.* — « Ah ! monsieur le curé ! s'écrie-t-elle, malheureusement ce n'est pas un des miens qui est mort, mais bien mon Petit-Paris, qui me rapportait vingt francs par mois, qu'on me payait si bien, comment le remplacerais-je ? »

Une autre femme à laquelle on demandait : « Que sonne-t-on ? répond : Rien, c'est le glas d'un Paris mort ce matin. »

Ah ! monsieur, saint Vincent de Paul, à la recherche des misères humaines, n'a pas rencontré plus de cynisme. Comme lui, sans doute, vous voudriez cicatriser les plaies dont saigne l'humanité ; mais vous procédez autrement que le grand apôtre, le seul saint qui soit au paradis, nous disait mon professeur de rhétorique. Il se faufilait comme un coupable, le sublime visiteur, dans ces misérables réduits où croupissent la maladie, le vice et la débauche, et après avoir touché d'une main discrète et douce des lèpres réelles, il les couvrait de son manteau pour les préserver de l'injure de

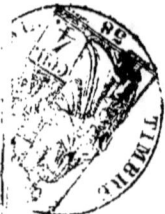

l'air et des regards qui sont sans pitié, et il appelait le lépreux :
« mon frère! » Son angélique charité commençait la cure, et Dieu
guarissait, pour parler la langue et rappeler l'idée d'Ambroise
Paré. — Vous, monsieur, pour un lépreux, pour une débauchée
rencontrés par hasard en chemin, vous attachez au pilori, vous
offrez aux huées de la foule insultante et crédule toute une corpo-
ration honnête et saine, au cou de laquelle vous suspendez l'o-
dieuse pancarte qui donne des entrées à la préfecture de police, à
Saint-Lazare et au lazaret de la rue de l'Oursine. Vincent de Paul
avait besoin de voir et de toucher : il vous suffit de supposer; il
avait sa charité et son manteau ; vous avez l'exposition publique.
Il avait son remède ; quel sera le vôtre? Nous verrons.

En attendant, les Petits-Paris meurent.

*Privés du sein, gorgés d'une nourriture grossière, couchés bras
et jambes liés pendant des journées entières, dans un berceau
humide et infect, mal vêtus, confinés en trop grand nombre dans
un espace trop étroit, mal ventilé et mal éclairé, la vie est menacée
dans sa source même.*

La plupart des enfants sont élevés au biberon, cela est vrai.
Gorgés (quelle expression!) *d'une nourriture grossière!* Lait de
vache ou de chèvre; plus tard, tapioca, semoule, panades. — Rien
de grossier; — *couchés des journées entières!* Mais non. *Berceau
humide et infect!* — Ah! ça, mais, le Morvand aurait-il, comme
la Champagne, une partie pouilleuse dont vous connaîtriez seul les
taudis? *espace trop étroit!* — des halles; *mal ventilé!* — vous
voulez dire : trop; *mal éclairé!* — c'est juste.

Singulière contradiction! Ces femmes cupides, qui gémissent
au point de ne pouvoir prononcer une parole quand elles perdent
leur Petit-Paris, qui leur rapporte 20 *francs par mois* qu'on leur
paie si bien, ne font rien pour conserver un salaire qui leur tient
tant au cœur? Eh bien! non, bien au contraire. *Il semble vérita-
blement que ces pauvres enfants ne sont pas des créatures humaines,
à voir avec quelle indifférence, quelle dureté, quelques-uns sont
traités.*

Ici encore, vous forcez la mesure. Le mot exact était : l'incurie,
suite de l'ignorance. Et j'en ai la preuve dans la phrase suivante,
qui nous livre un fait complètement vrai : Un de ces petits enfants
tombe-t-il malade, croyez-vous qu'un médecin sera appelé pour le
soigner ? En aucune façon.

Cette vérité affligeante m'a été révélée dès les premiers jours de
mon arrivée à Moux, et depuis cette époque, une triste expérience
m'a démontré que c'est là la plaie, la véritable plaie du Morvand.
Arrivant d'une contrée où la sombre expression : mortalité des

nouveau-nés, est complètement inconnue, comme indiquant une spécialité nécrologique, je devais être frappé du nombre relativement considérable des décès parmi les enfants. Il est de toute certitude que le sevrage prématuré, les fatigues du voyage aller et retour, sont pleins de menaces pour ces jeunes et frêles existences. Que ces accidents soient causes actives de maladie, cela se conçoit, cela s'explique, cela paraît inévitable. Qu'ils prononcent un arrêt de mort, fatal, irrévocable, cela ne saurait s'admettre dans tous les cas, puisque vous dites vrai en disant : le médecin n'est pas appelé, ou, s'il l'est, ce n'est le plus souvent que pour constater le décès de l'enfant. Cette inertie vous paraît le signe de l'indifférence et de la dureté des familles envers ces pauvres petits êtres. Vous visez au cœur. C'est grave. Vous n'atteindrez ni coupable, ni complice. Le cœur n'est ici qu'une victime. Ces familles qui vous disent : quoi faire à des enfants si petits ? comme elles disent, en parlant des vieillards : quoi faire ? c'est usé, chérissent leurs petits enfants comme elles aiment et vénèrent leurs vieux parents. Et pourtant, lorsque la maladie s'empare des leurs aux deux extrêmes de la vie, elles paraissent indifférentes et cruelles. Il n'en est rien, Dieu merci. A quoi tient donc cette inaction trop fréquente ? à l'économie ? C'est possible, mais en partie seulement; car si la maladie est la cliente hésitante et tardive du médecin, la mort est, en revanche, pour le prêtre, une excellente pratique, bien assidue et ne marchandant pas sur des prix fort respectables. La non-intervention des familles reconnaît d'autres causes, dont la plus efficiente est l'ignorance avec son cortège de préjugés, sa foi tenace aux amulettes, à la sorcellerie, à l'uromancie, inventions de la friponnerie souvent intelligente, à l'usage de la simplicité naïve, innocente et crédule. De là le succès du merveilleux, le débit du surnaturel, l'infaillibilité de la consulteuse, l'oracle du devin de village, la parole sacramentelle et les signes cabalistiques du sorcier, le cierge allumé, la neuvaine et les prétendues reliques, ce *Nil ultrà* de la médication, pour aboutir à la bêche du fossoyeur et aux *libera* du prêtre, et, quand la fosse est fermée, ces pauvres familles qui sanglottent ont conscience d'avoir fait tout leur devoir et d'avoir vaillamment disputé à la mort l'existence qui vient de disparaître. Ah ! si, en langue triviale, l'ignorance, au Morvan comme ailleurs, est un chou, le médecin, grâce à Dieu, n'en est pas la chenille.

Les enfants meurent et le cimetière se laboure. Effet dont la cause est, selon vous, attribuable à la traite des nourrices. L'industrie, cause préparatoire des maladies chez les petits enfants, ne saurait être que la cause éloignée de la mort, dans les cas fort rares où les enfants succombent malgré la prompte intervention d'un médecin habile, dont l'ordonnance est exécutée scrupuleusement par un pharmacien savant et consciencieux, et dont les prescriptions sont suivies en tous points par une garde-malade intelligente et dévouée. Dans les circonstances les plus nombreuses, la cause prochaine réside dans les préjugés qui nient la médecine pour préconiser la savante ineptie, inerte ou nuisible, de la crasse ignorance. L'ignorance elle-même n'est qu'une cause secondaire maintenue en fonctions et en puissance par nos institutions imprévoyantes. Pour le Morvan, l'histoire de l'humanité n'a pas franchi le moyen-âge. A quand le déchirement des ténèbres ?

Ah ! lorsque la guerre cessera de marquer les progrès de la civilisation, lorsque le magnifique programme de la démocratie sera en honneur, lorsque le budget de l'instruction publique s'augmentera des réductions du budget de la guerre, les abus, les préjugés, les crédulités stupides, tous ces noirs produits de l'ignorance disparaîtront, et avec eux l'hécatombe de la première enfance. En attendant la réalisation tardive mais certaine de ce rêve qui console, gémissons, monsieur, sur l'ignorance, cette nuit de l'esprit, et cessons d'accuser l'indifférence, la cruauté, ces plaies du cœur.

Résignons-nous à l'heure présente, et passons en revue toutes les épreuves réservées aux petits enfants. Sont-ils malades, les uns n'ont pas de médecin ou sont à la merci des prétentions de l'imbécillité ; d'autres reçoivent la visite d'un homme de l'art, mais *in extremis*. Les moins nombreux, les élus, appartenant à des parents intelligents ou à des nourrices éclairées, sont l'objet d'un prompt appel aux secours. Devant ce privilége de l'exception, vous abandonnez votre accusation contre l'indifférence et la dureté, mais vous nous montrez un écueil inattendu que vous photographiez ainsi :

Il faut bien dire encore que quelques médecins n'aiment point à visiter les Petits-Paris. Obligés souvent de parcourir des distances considérables pour se rendre à leur domicile (de qui ?), *ils ne reçoivent que rarement les honoraires qui leur sont dus pour leur déplacement. Souvent aussi, si le médecin, éloigné de toute pharmacie, fournit les médicaments à ces petits malades, non-seulement il perd ses honoraires comme médecin, mais il ne reçoit rien pour les fournitures qu'il a faites.*

A la première phrase de ce curieux paragraphe, on croit à une charge à fond contre les calculs indignes de certains confrères anonymes. Mais, dès les premiers mots de la ligne suivante, on est stupéfait de vous voir si indulgent pour un fait déplorable que vous trouvez tout naturel, que vous admettez sans le moindre scrupule, comme s'il s'agissait de quelques fournitures d'épicerie à crédit suspect. Prenez-y garde, monsieur, vous qui êtes sans cesse impitoyable et qui toujours frappez dans l'inconnu, votre indul-

gence pour cette particularité hideuse est une faiblesse coupable.
Car ce calcul, ces spéculations sont tout simplement indignes. Lisez
donc, trop bienveillant appréciateur, les splendides pages d'Hufe-
land sur l'exercice de la médecine. Vous y verrez que la médecine
est un sacerdoce, et que le médecin vraiment digne de ce nom ne
doit jamais s'enquérir de la fortune, mais des souffrances de celui
qui l'appelle. Le dévouement d'abord ; les honoraires, la reconnaissance ou l'ingratitude, suivant les cas, viendront à leur temps.
Ecoutez encore le serment exigé de tout docteur admis par la fa-
culté de médecine de Montpellier : « En présence des maîtres de
cette école, de mes chers condisciples, et devant l'effigie d'Hippo-
crate, je promets et je jure, au nom de l'Etre suprème, d'être
fidèle aux lois de l'honneur et de la probité dans l'exercice de la
médecine..... Je donnerai mes soins gratuits à l'indigent..... Que
les hommes m'accordent leur estime si je suis fidèle à mes pro-
messes ! Que je sois couvert d'opprobre et méprisé de mes confrères si j'y manque. »

Vos quelques médecins ne l'ont pas prononcé, ce serment, ou
l'ont trahi. Pauvres serments, c'est là leur sort habituel. Celui des
pauvres Petits-Paris n'est pas plus heureux. Pauvres victimes de
l'absence totale de toute surveillance médicale et administrative !

*Le Petit-Paris n'est soumis à aucune visite, à aucune surveillance.
Qu'il soit bien ou mal soigné, cela ne regarde personne.*

Ce qui signifie que cela regarde l'administration. A elle de mé-
diter ce reproche et le remède que, plus loin, vous proposez contre
le mal.

Vous comprenez, monsieur, que le lecteur est fatigué de toutes
ces pages affligeantes, et vous sentez qu'il est temps de changer la
mise en scène. Imitant alors nos maëstro qui reposent et délassant
l'esprit des spectateurs, en faisant succéder le calme de l'*Andante*
à l'énergie passionnée du *fortissimo*, vous opposez avec atten-
drissement, au sort misérable des Petits-Bourgeois, la position si
heureuse des enfants assistés :

*Médecin de l'administration de l'assistance publique, j'ai bien
souvent engagé nos morvandelles à s'adresser à nous pour avoir des
nourrissons appartenant à notre administration. Mes démarches,
mes arguments, sont souvent restés infructueux :* « Vous payez
bien, nous le reconnaissons, me répond-on, mais vous nous
surveillez de trop près. »

Cette petite tirade, débitée de loin, pouvait faire bon effet dans
les bureaux de l'assistance publique et vous obtenir un témoi-
gnage de satisfaction. Quant à nous, qui sommes aux premières
loges, nous savons à quoi nous en tenir. Vous êtes médecin de

l'assistance publique pour les communes d'Ouroux, Gien, Moux, Alligny, Gouloux, peut-être Saint-Agnan, et vous habitez Mont-sauche. Je laisse de côté les deux localités, Ouroux et Gouloux, que je ne connais pas, et ne m'occuperai que des trois autres. Eh bien ! je vous demande par quel prodige de zèle, par quelle rapi-dité de progression, vous pouvez surveiller de *trop près* des nour-rices et des nourrissons semés sur une semblable étendue de territoire, en des centres si peu populeux et si multiples, à des distances de 25 à 32 kilomètres, en diamètre. Mais vous n'auriez que cette clientèle et vous seriez perpétuellement par monts et par vaux, qu'il vous serait physiquement impossible d'exercer une surveillance aussi zélée. En outre des obstacles matériels, votre étonnante activité est enchaînée par la complaisance et les bonnes dispositions des nourrices. Que se passe-t-il, en effet, sous nos yeux ? Quand un enfant assisté tombe malade, on vient à Moux, à la maison de votre père, s'informer ou de votre présence, ou du jour de votre arrivée. Ces bonnes gens, pour ne pas aller à Mont-sauche, si éloigné, et sans doute aussi pour ne pas vous déran-ger, attendent patiemment votre présence au centre de la commune, dont vous êtes le maire. Le malade attend aussi, et quand on vous sait présent, on apporte l'enfant, quand il est transportable, le plus souvent. Toutes ces complaisantes combi-naisons me paraissent des circonstances atténuantes en votre faveur, quand on vous accuse de surveiller les nourrices de *trop près*. Après tout, ce reproche vous est peut-être agréable, en tant qu'il retentit dans la publicité, et spécialement dans les bureaux des chefs de votre administration. Excès de surveillance, trop de zèle, quelle bonne note ! Alors, monsieur, soyez coupable autant qu'accusé et exigez que les nourrices s'empressent de vous préve-nir et de provoquer votre déplacement. Alors, seulement, vous mériterez les honorables reproches que vous rappelez si complai-samment.

Vous avez dit que les Petits-Bourgeois sont complètement abandonnés, qu'ils ne sont l'objet d'aucune visite, d'aucune surveillance. Il faut une antithèse :

Les enfants assistés, au contraire, sont, de la part de l'adminis-tration, des médecins (naturellement), *des prêtres* (naturellement), *des instituteurs* (naturellement), *l'objet d'une surveillance attentive et paternelle.*

Quatre lignes admirables ! Après avoir fait fumer l'encens sous les narines administratives et sous les vôtres, vous agitez l'encen-soir sous le nez des prêtres et des instituteurs. Je reconnais que cette délicate attention ne peut pas leur faire de mal et ne peut vous faire que du bien. Mais vous oubliez complètement votre sujet. Vous traitez la question des nourrices et des nouveau-nés, des nourrissons au sein et au biberon. Alors, veuillez me faire l'honneur de me dire ce que font le prêtre et l'instituteur près de ces enfants qui tettent un biberon ou une mamelle. Je les trouve bien jeunes pour leur parler candidatures officielles et denier de Saint-Pierre. Mais enfin, si vous pensez que ce petit *laudate* anodin puisse être utile au besoin de la cause, je n'insiste pas.

Ces comparaisons entre les enfants bourgeois et les enfants assistés, vous démontrent, jusqu'à l'évidence, qu'il y a une lacune à combler, qu'il y a beaucoup à faire pour donner aux premiers toutes les garanties dont jouissent les nourrissons confiés à vos soins. Médecin cantonal, médecin de l'administration, vous seriez heureux de vous consacrer à ces petits enfants des familles parisiennes. Mais votre goût pour cet apostolat, votre ardeur passionnée pour cette sainte mission, vous emportent au-delà des limites du réel. Les points noirs s'élargissent. Les Petits-Paris sont d'éternels souffre-douleurs, les martyrs de l'inhumanité. L'infortune les poursuit au-delà de la mort.

Beaucoup d'entre eux succombent chez des misérables qui ont *perdu ou oublié le certificat de baptême. Ils sont relégués dans un coin du cimetière, là où on inhume ceux qui se sont suicidés ou bien ceux des petits enfants qui sont mort-nés et n'ont pas reçu le baptême. Leur famille désolée n'a pas même la consolation de penser que les restes de leur enfant reposent en terre sainte avec les autres catholiques.*

O âme cléricale et pieuse! Rassurez-vous. La justice divine saura atteindre tous les coupables. Au jugement dernier, ces petits enfants, *Infantes*, parleront. Ils accuseront leurs parents qui les ont abandonnés; les médecins qui leur ont refusé leurs soins, dans la crainte de ne pas toucher leurs honoraires et le prix des médicaments; la justice qui ferme les yeux sur les infanticides; le gouvernement qui ne leur a pas donné une administration protectrice; les nourrices, enfin, qui ont *perdu ou oublié* le certificat de baptême, incurie qui les relègue dans les limbes et les prive du bonheur de bénir votre nom, pendant l'éternité, dans leurs angéliques concerts.

Cette mésaventure d'outre-tombe ne saurait assombrir la sérénité de votre belle âme. Votre profession de foi religieuse vous assure contre l'inconnu, mais votre philosophie, plus prévoyante que celle d'Horace, a su prévoir le lendemain dans le monde réel. Comme la sœur de la Marthe de l'Évangile, vous avez choisi la meilleure part, en appuyant votre faiblesse sur la puissance du jour, sur le clergé. Allez, pieux pèlerin; laissez-vous conduire, votre main dans sa main. Dans la vallée de larmes et d'épreuves, vous ne vous déchirerez pas aux ronces du chemin. Les habiles cueillent les roses sans se piquer aux épines. C'est le but et le secret de toutes les conversions savantes. Vous ferez doucement votre salut, grâce au cantique de l'abbé Hurault, l'enthousiaste commentateur dont le célibat et les chastes vœux ne se sont pas effarouchés d'un traité sur les nourrices, et dont la critique, complaisamment admiratrice pour quelques broutilles de sacristain, n'a pas craint de toucher au *Noli me tangere* des propositions les plus effroyables, et de lui donner l'approbation ecclésiastique par l'organe officiel du clergé et de l'administration départementale. Revenons aux enfants.

Toutes ces misères sont inconnues des enfants assistés. Du jour où ils sont recueillis, après l'abandon de leur mère, ils nagent au milieu des délices d'une charité inépuisable. *Aussi bien la mortalité parmi eux est-elle inférieure à celle des Petits-Bourgeois. Et cependant, combien sont nombreuses les causes de mortalité qui frappent sur ces pauvres petits êtres.*

Mais vous êtes là, pour parer à tous les accidents qui peuvent les assaillir.

J'allais vous accuser d'oublier de chanter les louanges de M. Husson, directeur général de votre administration, et qui, certes, les mérite. Mais je constate avec bonheur que vous êtes incapable de commettre une semblable injustice. J'ai oublié de faire observer que vous avez été équitable en faisant fumer l'encens sous les narines de M. le comte de Callac, ancien préfet de la Nièvre. Vous le lui deviez bien, et la reconnaissance ne doit pas être toujours le mot des ingrats. Décidément, vous êtes plus fort en style officiel qu'en observation.

Enfin, pour mettre le cachet, l'estampille de l'authenticité sur tous les faits que la polyopie vous a découverts et à l'exposé desquels vous voyez *quelques-uns de vos lecteurs souriant du sourire de l'incrédulité et du doute, vous pensez être agréable au lecteur en mettant sous ses yeux quelques lettres prises au hasard parmi le grand nombre de celles que vous avez reçues depuis dix ans, relatives à la question des nourrices et dont la lecture prouvera que, loin d'exagérer, vous êtes souvent au-dessous de la vérité.*

Vous citez, en effet, neuf lettres qui vous ont été adressées par les parents d'enfants en nourrice dans votre commune. Elles ont trait à certaines réclamations de layettes, d'argent, à certaines exigences de ces nourrices, à certaines plaintes des parents non prévenus à temps de la maladie et de la mort de l'enfant, à certains reproches adressés à une nourrice qui n'a pas appelé le médecin. Tout ce linge sale, monsieur, devait se laver en famille entre les parents et les nourrices, et vous n'aviez ni le droit ni la mission de l'étendre sous les regards du public. Vous vous exposiez aux rigueurs d'une loi de récente fabrication, mais vous êtes maire, et l'article 75 est une cuirasse sans défaut.

Vous pensez *être agréable au lecteur*. Vous ne lui supposez donc pas plus de sentiments délicats que vous ne supposez d'esprit à tous ces habitants auxquels vous affirmez que chaque voyage de Montsauche à Moux vous coûte trente francs. A ce compte : cent voyages par an, en moyenne, vous coûtent trois mille francs ; dix ans de mairie, trente mille francs. Voilà de vos affirmations.

Enfin, ces neuf lettres sont prises, dites-vous, au hasard, et vous espérez qu'elles seront la preuve éloquente de la véracité de votre récit. Vraiment, vous avez eu tort de prendre au hasard : vous auriez dû mieux choisir, car elles sont sans valeur démonstrative. Un bureau de mendicité ne saurait donner une idée du bagne.

TROISIÈME PARTIE.

IV.

Projet de règlement. — Résumé des deux premières parties. — Code nouveau pour l'industrie des nourrices.

Tels sont les faits, les abus que je tenais à exposer. Vous y teniez. *Je les ai appuyés seulement de quelques exemples. J'aurais pu les multiplier presque indéfiniment.* Quelle effroyable monstruosité ! Quel opprobre à la morale publique ! *Je n'ai voulu donner qu'une esquisse rapide, mais vraie, des causes qui font chaque année diminuer dans ce canton le chiffre de la population.* Esquisse rapide ! Vous deviez dire : complaisamment interminable. Vraie ! Le lecteur a répondu : fausse. *J'ai voulu dévoiler des faits qui deviennent la source de ces misères physiques et morales dont la recherche et le soulagement ensuite sont l'objet constant de mes préoccupations et de ma sollicitude.*

Tant de choses sont l'objet de vos préoccupations et de votre sollicitude, tant de fonctions se partagent votre zèle incomparable, votre dévouement est tellement fractionné, que la part affectée à chaque fonction doit être bien minime. Qui trop embrasse, mal étreint, dit sagement le proverbe. Mais vous n'êtes pas de cet avis. Vous demanderez de nouvelles attributions pour le placement de votre zèle disponible.

Je pense avoir fait connaître une plaie profonde, un mal terrible :

— 31 —

Cherchons maintenant quel est le remède que nous pourrons y appor-
ter. Ah ! voyons.

Vous vous demandez si le règlement de juin 1842, actuellement
en vigueur, est suffisant. M. Depaul a dit à l'Académie de
médecine : « Je ne vois pas en quoi les mesures proposées par
M. Monot diffèrent essentiellement du règlement de juin 1842.....
Son projet de règlement n'est guère que la paraphrase de l'ordonnance de 1842. » Je ne partage pas l'appréciation du savant
académicien. Le règlement de 1842 n'a pas le sens commun ; il a
des oublis, des lacunes, que votre sagacité a su découvrir. Mais,
avant de traiter la question par articles, vous déclarez ne pas
proposer, *comme la chose a été faite, la suppression de tous les*
bureaux particuliers de nourrices. Et cependant vous avez le droit
de gémir *sur tous les abus, dont le plus grand nombre de petits*
bureaux se rendent coupables : car, dites-vous, *à l'exception de*
deux ou trois de ces établissements qui sont à peu près irrépro-
chables, et que, pour des raisons personnelles, nous ne pouvons
nommer, tous les autres, peu soucieux de l'intérêt des familles ou
des nourrissons qu'ils se chargent de placer, ne voient dans leur
métier qu'un objet de spéculation.

Votre modeste *pour des raisons personnelles* indique clairement ou que vous êtes intéressé sous la raison : société en com-
mandite, ou que l'un de vos proches est attaché à l'un de ces
deux ou trois grands établissements *à peu près irréprochables* qui
ne font pas un métier, qui ne spéculent pas, qui sont purement
philanthropiques, qui n'ont qu'un culte : le dévouement aux
familles, aux enfants, aux nourrices.— Et les nourrices, qui pré-
tendent que dans ces établissements elles laissent, tout comme
ailleurs, leur premier mois ! Un vice de plus, que vous avez
oublié de signaler, le mensonge.

Supprimer tous les bureaux, serait une injustice, car les bons
pâtiraient pour les mauvais. Il vous paraît plus équitable de les
garder tous, à la considération des irréprochables, mais à la
condition de réglementer sévèrement l'industrie.

De là, l'urgence de réviser les anciennes ordonnances, et de les
compléter par des garanties plus sérieuses. Ce sera votre tâche.
Dans ce but, vous avez prié le préfet de police de vous communiquer le règlement en vigueur, et vous le remerciez publiquement
de son empressement à vous être agréable. L'ordonnance est sage,
assurément, mais insuffisante. Vous conservez tout ce qu'elle a
de bon, et, après avoir longtemps réfléchi, longtemps tâtonné,
vous la complétez et la transformez en un règlement nouveau que
vous formulez en vingt-cinq articles. Toutefois, cette édition revue,
corrigée et considérablement augmentée, que vous proposez *à la*

sollicitude paternelle du Gouvernement, ne vous semble pas être un chef-d'œuvre. Vous la déclarez perfectible. Modestie dont je vous félicite. Je ne transcrirai pas ces longs articles. Je me bornerai à souligner les modifications importantes dont la mise en vigueur transfigurerait l'humanité.

L'article 1ᵉʳ ancien exige que le certificat de la nourrice porte qu'elle a des moyens d'existence suffisants, si elle prend un nourrisson chez elle.

Ces moyens d'existence suffisants ne vous suffisent pas. *Qu'entend-on par moyens d'existence suffisants?* dites-vous. L'administration de l'assistance publique (circulaire de 1864, n° 57,980) a un langage plus précis. Elle entend que la nourrice ait *une vache* au moins. Quelle différence!

L'article 1ᵉʳ dit encore que le certificat indiquera les noms et prénoms du mari, *s'il y a lieu.*

Vous exigez qu'on fasse disparaître ce conditionnel. C'est un événement. Vous voulez le consentement du mari. M. Depaul le trouve inutile. M. Blot le déclare indispensable.

L'article 2 ancien dit : La nourrice devra se pourvoir d'un certificat dûment légalisé, délivré par un docteur en médecine ou en chirurgie, etc.

La nourrice est, en effet, examinée à Paris. C'est bien. Mais vous pensez que la garantie serait plus sérieuse, si la nourrice était d'abord examinée avant son départ, sauf à subir une contre-visite à Paris. Une visite unique, faite à Paris, *ne peut être que très-superficielle, et, par suite, presque sans valeur.* Tandis qu'un certificat délivré à cette nourrice par *le médecin qui l'a soignée depuis son enfance, qui l'a accouchée,* etc., aurait une portée bien plus considérable. Je suis de votre avis.

Le médecin ordinaire de cette femme, du mari, des enfants, de la famille de cette femme, vous paraît tout d'abord celui qui doive certifier avec le plus d'autorité. Puis vous vous rappelez tout à coup qu'il existe un médecin bien plus autorisé que le médecin ordinaire. C'est le médecin cantonal. Votre article nouveau ne laisse pas à la nourrice l'embarras du choix. Il lui faut absolument la visite de ce praticien extra-ordinaire. Il est bien entendu que le médecin de Paris, chargé de la contre-visite, devra être agréé par la préfecture de police. Vous êtes formel à cet égard, et cela se conçoit. Vous tenez par de trop nombreuses attaches à l'administration, pour ne pas savoir qu'en dehors d'elle il n'y a pas de salut possible. Il vous faut, pour régénérer l'industrie, une médecine orthodoxe, des médecins officiels, des médicaments dynastiques. L'institution des médecins cantonaux, si mal accueillie du corps médical, en ce qu'elle est un piège pour son indépendance, n'est-elle pas à vos yeux une grande pensée? ne tend-elle pas à faire du médecin un agent électoral? Aussi, voulez-vous qu'on élargisse son champ d'action surveillée et réglementée, pour emprisonner davantage sa liberté. Qui aurait le droit de se plaindre, puisque vous demandez pour les autres ce que vous ambitionnez vous-même?

Donc, la nourrice, avant de partir pour Paris, sera visitée par le médecin cantonal, le seul bon en province ; en arrivant à Paris, elle sera contre-visitée par un médecin de la police, le seul compétent dans la capitale. Si, après avoir nourri à Paris, elle veut rentrer chez elle avec un nourrisson, elle devra se munir d'un certificat signé d'un médecin agréé par M. Piétri. Elle présentera, à son arrivée, ce certificat au médecin cantonal qui devra condamner la pauvre femme à une contre-épreuve. Est-ce assez? Non. Certains accidents qui n'auraient pas eu le temps de faire explosion, pourraient se manifester après ces deux épreuves. Alors, en médecin cantonal prévoyant, vous demandez que la nourrice soit explorée, inquisitionnée de nouveau (si le mot était français), après le 2e ou le 3e mois, toujours par le cantonal.

Vous trouviez que, dans les bureaux, la mère et l'enfant étaient soumis à un examen que vous ne pouvez *mieux comparer qu'à celui qui se fait pour la vente des esclaves.* Vraiment on ne se douterait pas que le règlement incomplet que vous voulez détruire ait provoqué votre indignation. Vous le trouviez indiscret. Le vôtre serait vexatoire. C'est un progrès.

L'ordonnance de 1842 vous paraît immorale. Elle n'exclut pas les filles-nourrices.

Votre article 5 y met bon ordre, en ces termes brefs et précis :

« Dans aucun cas, il ne sera délivré de certificat aux filles-mères. »

Vous dites quelque part, dans votre ouvrage : *Chose triste à constater, quelques familles parisiennes ont une prédilection toute particulière pour les filles-nourrices. Dans quel but, je ne chercherai point à l'expliquer ; mais croyez bien que ce n'est pas dans un but honorable.*

Si vous reculez devant l'explication, ce n'est pas par aveu d'impuissance.

Ce que l'on conçoit bien s'énonce clairement. Mais la transparence de la langue française alarme votre pudeur et vous effraie pour la chasteté d'autrui, ô pudibond moraliste. Vous vous voilez la face, pendant les débats, quand vous n'avez pas rougi de formuler l'accusation, sans indices, gratuitement, dénonçant des infamies imaginaires, attribuées à qui ? A personne et à tout le monde, sous la vague désignation : *quelques familles.* Déshonnêtes, en effet, ces familles, qui donnent asile à cette pauvre fille-mère, à cette malheureuse victime d'un premier amour qu'elle croyait partagé, qu'elle croyait la préface de l'amour conjugal. Naïve et ingénue, elle aime jusqu'au sacrifice. et ne soupçonne pas qu'on puisse l'aimer jusqu'à la trahison. La misérable ! Ses parents la repoussent ; son village la montre au doigt et la méprise ; son lâche séducteur, au lieu de rougir de lui-même, rougit d'elle et l'abandonne au boulet de sa maternité illégitime. Et alors, il se trouve une famille parisienne qui l'accueille, sans pudeur. La charité elle-même admet-elle un pareil scandale ? Oh ! non. Point de refuge au repentir, point de généreuse pitié qui adoucisse l'expiation. Simon-le-Cyrénéen, qui aida le Christ à porter sa croix, a manqué de respect à la loi et aux juges. La pauvre enfant a beaucoup aimé, il doit lui être beaucoup pardonné. Et c'est vous, médecin, physiologiste, psychologiste, qui lui jetez la première pierre. Vous savez qu'elle est mère, et vous lui refusez les moyens honnêtes de consacrer sa vie flétrie à cette innocente orpheline, qui sera un jour son Antigone ; qui sera tout pour son cœur ; qui seule sera sa famille au milieu du mépris du monde. Ce dévouement de la mère n'est-il pas, devant Dieu, le rachat, l'expiation de la faute de la jeune fille ? Et cette famille qui donne asile à son isolement, n'est-elle pas la généreuse complice de la réparation ? Mais vous, monsieur, vous êtes trop austère pour offrir à votre enfant ce sein qui n'a pas été fécondé au nom du Dieu d'Abraham, d'Isaac et de Jacob.

Soyez sans indulgence pour la faute, en principe, mais ne soyez pas systématiquement sans pitié pour les coupables, qui le plus souvent ne sont que des victimes.

L'ordonnance de 1842 exige que le certificat de la nourrice indique son âge, mais sans en tirer la moindre conséquence et sans lui assigner de limites.

Vous préférez le réglement de l'administration de l'assistance publique (10 janvier 1852) : « Les nourrices ne pourront être acceptées si elles n'ont vingt ans au moins et quarante ans au plus. »

Cette mesure administrative générale a été imposée par l'observation et l'expérience. L'administration a remarqué que certaines nourrices, en dehors de ces deux limites, étaient insuffisantes, et alors elle a sagement agi, pour éviter plus sûrement, dans l'avenir, les incapacités exceptionnelles, en exigeant des âges qui offrent plus de garantie.

Cet article pouvait se passer de commentaire ; mais vous éprouvez le besoin de le mettre en relief, et vous le faites avec votre habileté ordinaire, par un simple travail de l'esprit :

On comprend rapidement toute la sagesse d'un pareil réglement. Une femme, en effet, est-elle suffisamment développée, a-t-elle la force nécessaire pour supporter, sans préjudice pour elle et pour son nourrisson ensuite, les fatigues inhérentes à un allaitement, lorsqu'elle est âgée de moins de vingt ans. Passé quarante ans, il est facile de concevoir que la femme, fatiguée par plusieurs accouchements, par plusieurs nourritures et par les années, ne présente plus un lait suffisamment riche et réparateur.

Votre administration a fait une épreuve et a pris, en conséquence, une mesure uniforme dont la sagesse s'impose à l'esprit. Vous, monsieur, dans l'intention de la faire valoir, vous trouvez le moyen de pointer des injustices, sans vous en apercevoir. Et cela se conçoit : l'administration a prononcé, et vous lui répondez : vous avez raison.

Mais si une femme de 17, de 18, de 19 ans, robuste et fortement constituée, se présente comme nourrice, qu'en pensez-vous ? Mais si une femme de 45 ans n'a été fatiguée ni par des accouchements nombreux, ni par des nourritures répétées, et si elle a un lait riche et réparateur, qu'en pensez-vous encore ? Il est vrai que votre phrase n'admet pas ces exceptions, quelque fréquentes qu'elles soient. Pour vous, pas de bonnes nourrices en-deçà de 20 ans, comme au-delà de 40, qu'il s'agisse, bien entendu, de leurs propres enfants aussi bien que des enfants étrangers. Si elles allaitent, dans ces conditions déplorables, il en résulte pour elles-mêmes, pour les nourrissons et pour la génération à venir, un danger qu'il s'agit de conjurer. Dès-lors, si votre raisonnement absolu, au lieu d'être contre nature, est justifié, vous n'avez rempli qu'une partie de votre tâche, en en consacrant la sagesse à la seule industrie nourricière. Au nom de l'humanité, vous devez soumettre votre théorie aux méditations du législateur, et demander que la jeune fille ne puisse se marier avant l'âge de 19 ans et trois mois.

Quant à obtenir, au nom des mêmes principes, que la femme ne soit plus mère après 40 ans, c'est un problème plus difficile et que je vous conseille de ne pas chercher à résoudre, pour des raisons que votre rare sagacité a déjà devinées.

L'article 9 de votre réglement est spécialement consacré aux nourrissons et assurément au médecin cantonal.

Vous vous rappelez toutes les misères que vous dites être le lot des petits nourrissons, et vous sentez la nécessité d'une mesure efficace pour empêcher tous ces monstrueux abus. *La surveillance des médecins cantonaux serait la meilleure garantie, dites-vous*, et alors :

Les médecins cantonaux seront tenus de faire des visites trimestrielles et plus fréquentes, si besoin est, aux nourrissons placés dans leur circonscription.

Votre article 10 est mot à mot l'article 8 de l'ordonnance du 20 juin, ainsi conçu :

« Il est défendu à toutes nourrices de prendre des enfants pour les remettre à d'autres nourrices. »

Vous le conservez, *mais pour mémoire seulement.*

Cette mesure est très-sage ; mais, plus que toutes les autres, elle est tombée en défaillance. Et ici, je me vois forcé de dire que les maires sont loin de seconder l'administration.

Où est donc le maire de Moux ?

Dans la crainte que le lecteur n'ait pas lu très-attentivement tout ce qui précède, vous lui faites remarquer que *les médecins doivent jouer le rôle principal dans ce nouveau réglement.*

Tant de zèle vous inspire la réflexion suivante : *Mais serait-il juste d'exiger* (exiger est charmant) *d'eux sans rétribution, quelque minime qu'elle fût, l'accomplissement de fonctions délicates, difficiles même ?*

(Vous auriez pu ajouter : indiscrètes.) Alors, convaincu que cette exigence serait injuste, vous répondez vous-même à votre propre question par l'article 11 :

« *Les médecins cantonaux recevront, pour la visite des nourrices, une subvention proportionnelle au nombre de nourrices de leur circonscription qu'ils seront appelés à visiter avant de se rendre à Paris.* (Qui ?) *Ils recevront, en outre, 50 centimes par mois pour chacun des enfants qu'ils seront tenus de voir périodiquement.*

Je m'arrête, sans toucher aux quatorze articles qui suivent et qui, de votre aveu, n'apportent que de *légères modifications* aux règlements anciens. Votre article 25 :

« Toutes les ordonnances précédentes sont abrogées », aurait pu être suivi d'un article 26, conçu ainsi :

« Sous l'Empire, la médecine, comme tout le reste, la dette publique exceptée, doit être impériale. »

CONCLUSION.

Avant de devenir livre, votre manuscrit a traversé bien des vicissitudes. Il a voyagé de Moux à Nevers. Mauvaise route. Il est revenu de Nevers à Moux, pensif comme Hippolyte sur le chemin de Mycènes. Repoussé du conseil général, mais non pas abattu, car il avait le sentiment de sa valeur, il est parti pour la capitale, ce refuge des déshérités, dans l'espoir d'y faire un peu de bruit, comme y va la nourrice, gagner le pain de la domesticité qui doit nourrir sa famille. Heureuse idée ! Ce Paris qui a méconnu, à leur apparition, le *Barbier de Séville* et *Guillaume Tell*, a été plus bienveillant pour vous qu'il ne l'avait été pour Rossini, et une assemblée polytechnique vous y a délivré un gracieux : vu, bon à imprimer. Dès-lors, votre manuscrit unique a pu se multiplier à l'état de brochure.

A Moux, vos amis en ont fait un événement. Vous veniez de débuter avec un immense éclat dans une littérature spéciale. Mais on se garda de communiquer votre ouvrage. Cette réserve était imposée par la situation. Ces exposés, ces narrations, ces tableaux, accueillis de loin avec une confiance qui étonne, pouvaient soulever sur place une incrédulité absolue, une énergique protestation. Deux dangers pour votre position.

Mais, si des considérations impérieuses condamnaient votre œuvre à une salutaire obscurité locale, elles vous enlevaient, par contre, ce vrai courage qui consiste à combattre en face. Traiter ces nourrices, comme vous le faites de l'alpha à l'oméga, les frapper d'une plume mystérieuse dans leur moralité, dans leur probité, comme femmes et mères, et ne pas les mettre en état de légitime défense, cela n'est pas précisément héroïque.

Plusieurs d'entr'elles, sinon toutes, savent aujourd'hui qu'elles sont le sujet d'un ouvrage sorti de votre plume, mais pas une ne l'a lu, pas une ne sait que les nourrices sont, depuis trois années, exposées par vos soins sur un tréteau ignominieux avec un écriteau d'infamie. De là le silence, non du consentement, mais de l'ignorance.

J'ignorerais comme elles, sans l'obligeance d'un ami de Château-Chinon, qui a bien voulu m'inviter à la représentation de la pièce. J'y ai vu un fait vrai : la mortalité des enfants ; mais noyé dans d'interminables fioritures, ornement dangereux dont abusent les artistes de province, encouragés par des applaudissements de mauvais goût. Un coup de sifflet cache souvent, sous son éclat brutal, une bonne leçon, un conseil salutaire, dont plus d'un artiste a su faire son profit.

N'ayant jamais sifflé, je me suis borné à ne pas applaudir. Pourquoi ? Parce que je n'ai pas applaudi l'ignoble drame « Fualdès » dont on devrait purger la scène.

Je sais bien qu'il pourrait objecter à la censure : J'ai droit au feu de la rampe et à la clarté du lustre. J'ai droit au théâtre, comme la guillotine à la place publique, pour l'exemple, dit-on. Je suis horriblement complet. Mes papiers sont en règle et mon livret est signé des témoignages les plus honorables. La raison m'admet, comme elle admet toutes les scélératesses qui sont comme les litanies des codes pénal et criminel ; je me suis déshabillé dans le sanctuaire de la loi ; j'ai passé sous la toise de la justice ; j'ai le baptême de l'histoire et le contrôle de l'authenticité. Je puis monter sur les planches.

Votre drame, monsieur, n'a pas l'horreur commune et vulgaire des drames dont la société est le théâtre. Il choisit un terrain plus auguste, le foyer domestique. C'est la famille, ce sanctuaire, qui lui fournit la scène, les décors, les costumes, les acteurs. Les coupables, les complices, les victimes, tous dans la famille. Et cet horrible drame intime a la prétention de s'intituler drame bi-régional, à Paris et au Morvan. A quels titres, s'il vous plaît ? Parce qu'il est cousu de quelques faits contestables que, sous la seule garantie de votre autorité, vous élevez à la certitude de l'axiome, pour vous affranchir adroitement de l'embarras de la démonstration, avec ce multiplicateur complaisant sous forme d'exposant algébrique : J'aurais pu les multiplier indéfiniment. Parce que ces prétendus faits sont doublés d'autres faits affirmés par la supposition, par l'interprétation. Qui accuse ? Vous, vous seul. Qui dépose, qui atteste ? Vous seul. *Testis unus, testis nullus*, sans compter votre aptitude pour la faillibilité.

Mais les témoins à décharge, la raison et la morale, déposent, à votre insu, à chaque ligne de votre ouvrage. Les hommes les plus autorisés du pays, qui y ont grandi et vieilli, déclarent ignorer les chefs de l'accusation. Ecoutez maintenant la déposition de l'histoire :

L'industrie des nourrices était, effectivement, à peu près inconnue dans le Morvand, il y a quarante ans. Le Morvand était pauvre, alors. Sol maigre, trop peu d'engrais pour trop d'étendue, mauvaise culture, peu de commerce. Misère. Quelques femmes ont trouvé, par hasard, à se placer comme nourrices à Paris, ont gagné, ont économisé au profit de la communauté et ont fait succéder l'aisance à la pauvreté. Si l'exemple est, en général, contagieux, ce changement à vue était de nature à entraîner d'autres femmes à la poursuite du même but par les mêmes moyens. Et c'est ainsi que, peu à peu, l'exception est devenue la

règle, apportant le bien-être aux familles, une richesse relative
au pays, une prospérité croissante aux transactions, et une cons-
tante plus-value à la propriété, démenti formel qui ne donne pas
une seule fois raison à votre affirmation : propriété vendue *à vil
prix*. Toutes ces maisons bien assises auxquelles l'héritage trop
divisé du père de famille n'a laissé qu'une part médiocre, à quoi
doivent-elles, avant tout, l'abondance? A la femme nourrice.
Combien de gens aisés aujourd'hui, ont dû, jadis, frapper à bien
des portes, tant ils offraient peu de garantie, pour le prêt de
quelques pièces de vingt francs, indispensables à la femme qui
voulait partir pour Paris, dans l'espoir d'y nourrir! Je connais un
bon propriétaire, dont la confiante obligeance a été ainsi la première condition de l'affranchissement de plus d'une famille
malheureuse. Ah! ils n'étaient guère dorés tous ces jeunes ménages qui n'avaient que leur printemps et la chanson :

> Pour dot, ma femme a cinq sous ;
> Moi, quatre, pas davantage,
> Pour monter notre ménage.
>   Cinq sous, cinq sous,
> Femme, comment ferons-nous?

Ils ont fait ce que font les jeunes ménages d'aujourd'hui : ce
que feront les jeunes ménages de demain.

La jeune femme devient mère, et nourrice à Paris. Le mari
reste au pays, avec l'enfant et les grands parents, où il va travailler à Paris ou en Picardie. Quand sa femme a sevré l'enfant, elle
prévient son mari, et ils retournent au village. Avec leurs épargnes
réunies, ils achètent une maison et un jardin, un champ, un pré ;
l'année suivante, ou plus tard, ils émigrent dans les mêmes conditions, pour rentrer avec leurs économies, destinées à payer
l'arriéré ou des acquisitions nouvelles. Et ainsi de suite, toutes les
fois que la femme est nourrice. De cette façon, ceux qui n'ont rien
acquièrent ; ceux qui possèdent déjà, élargissent leur propriété,
et toujours l'industrie est l'artisan de l'amélioration. Vous dites
que c'est là le commerce le plus important de la contrée. Important, en effet, et productif. On pourrait dire aussi : civilisateur.
La nourrice, je veux dire la femme qui a été nourrice, se devine
aisément. Sa mise, sans être recherchée, est plus propre et de
meilleur goût ; son langage a quelque chose de français ; sa politesse, ses manières, son ménage bien tenu, sans luxe qui fasse
douter de sa probité, de sa moralité, ses enfants mieux soignés,
mieux vêtus, tout prouve que la maîtresse de ce toit de chaume a
vécu à portée du monde comme il faut, et comme l'exemple est la
morale en actions, en même temps qu'elle police les siens, elle
police ses voisines.

J'ai fini. Mes affirmations, comme celles de l'histoire, peuvent rencontrer le doute, mais jamais le démenti avec preuves. Quant à mes appréciations, à mes interprétations, elles tombent dans le domaine de la critique, et je les abandonne au jugement de ceux qui me feront l'honneur de me lire.

Votre brochure, chimiquement traitée, donnerait pour extrait de l'encens : à vous d'abord ; à tous les préfets de la Nièvre, depuis que vous êtes maire (s'il y a une deuxième édition, j'espère que M. Genty ne perdra rien pour avoir attendu) : au directeur-général de l'assistance publique, au clergé ; aux instituteurs ; des coups d'écharpe aux maires, vos confrères ; des blessures au cœur humain et à tous les sentiments honnêtes. A coup de statistique, dites-vous. Eh! mon Dieu, les chiffres sont comme les cloches de Nadaud, sont comme beaucoup d'hommes, on leur fait dire tout ce que l'on veut. Voyez nos financiers officiels.

A la fin de votre exposé, vous êtes inquiet sur le sort de toutes vos affirmations, car vous apercevez sur les lèvres du lecteur *le sourire de l'incrédulité.*

A la suite de votre projet de règlement, vous sentez l'à-propos de cette déclaration :

J'ai agi, *sans me préoccuper de ma position personnelle.*

Vous craignez que le lecteur n'ait remarqué avec quelle chaleur, avec quelle conviction, vous réclamez pour le médecin cantonal un grand rôle, des appointements fixes et une rétribution éventuelle.

Le vaudeville « l'Ours et le Pacha » vous vient à la mémoire avec son éternel « Prenez mon ours ». Ainsi soit-il.

Dr DESPIOTTE.

Moux, novembre 1869.

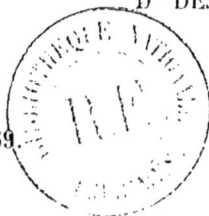

NEVERS, TYP. DE P. BÉGAT.

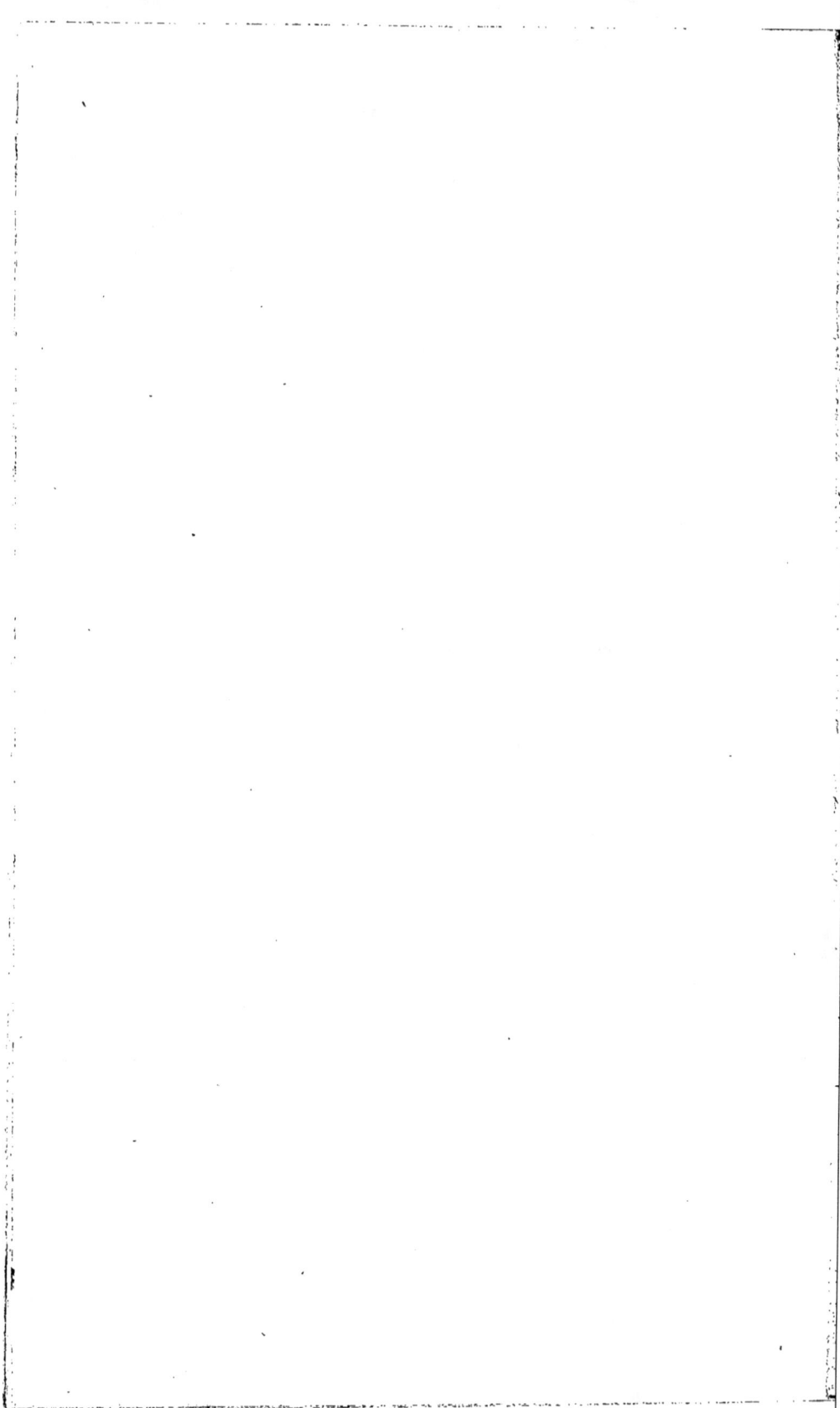